健康生活方式丛书

陈栋 韦晓玲·主编

简单的口腔保健法

大字本

JIANDANDE
KOUQIANG
BAOJIANFA

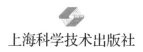

上海科学技术出版社

图书在版编目（ＣＩＰ）数据

简单的口腔保健法 ：大字本 / 陈栋，韦晓玲主编
．— 上海 ：上海科学技术出版社，2022.8
（健康生活方式丛书）
ISBN 978-7-5478-5726-7

Ⅰ．①简… Ⅱ．①陈… ②韦… Ⅲ．①口腔－保健－
基本知识 Ⅳ．①R78

中国版本图书馆CIP数据核字(2022)第114600号

健康生活方式丛书：简单的口腔保健法（大字本）

陈　栋　韦晓玲/主编

上海世纪出版（集团）有限公司
上海科学技术出版社　出版、发行
（上海市闵行区号景路 159 弄 A 座 9F - 10F）
邮政编码 201101　www.sstp.cn

浙江新华印刷技术有限公司印刷

开本 890×1240　1/32　印张 5
字数：63 千字
2022 年 8 月第 1 版　2022 年 8 月第 1 次印刷
ISBN 978 - 7 - 5478 - 5726 - 7/R · 2510
定价：39.80 元

编委会

―――――― 主编 ――――――

陈　栋　韦晓玲

―――――― 编者 ――――――

曹立群　高　承　胡玉凤　焦红卫
刘海江　马智菲　王丽琴　朱　静

前　言

习近平总书记指出，健康是促进人的全面发展的必然要求，是经济社会发展的基础条件，是民族昌盛和国家富强的重要标志，也是广大人民群众的共同追求。2016 年，中共中央、国务院发布了《"健康中国 2030"规划纲要》，明确提出了今后 15 年推进健康中国建设的行动纲领，并倡导全民健康生活方式的转变，即"三减三健"——减盐、减油、减糖、健康口腔、健康体重、健康骨骼，为科学制订口腔疾病的防治策略提供了基本的指导方针。

口腔健康是身心健康的重要标志，口腔疾病是影响居民健康的常见病、多发病。它不仅影响口腔的咀嚼、发音等生理功能，还与脑卒中、心脏病、糖尿病、消化系统疾病等密切相关。

口腔健康状况与个人饮食习惯、口腔保健行

为、口腔卫生服务利用等多方面因素密切相关。一方面,由于人们生活方式和饮食结构的改变,含糖食品及含糖饮料的摄入量增加,提高了龋病等口腔疾病的发生风险。另一方面,人民群众对口腔健康的重视程度和保健意识仍有待提高,口腔健康行为养成尚需时日。

第四次全国口腔健康流行病学调查结果显示,我国居民的口腔健康状况不容乐观。全国12岁儿童恒牙龋患率为34.5%,5岁儿童乳牙龋患率为70.9%,35～44岁居民的牙石检出率高达96.7%,牙龈出血检出率达到87.4%,65～74岁老年人存留牙数为22.5颗,全口无牙比例为4.5%,缺牙已修复治疗比例为63.2%。我们必须通过形式多样的科学普及行动,进一步提高全民的口腔健康保健意识,使群众养成良好的口腔保健习惯,开展定期口腔检查,及时治疗口腔疾病。

《健康生活方式丛书:简单的口腔保健法(大字本)》一书的作者是长期致力于科学普及工作的口腔临床医疗工作者。本书通过浅显易懂的语言,介绍了口腔保健的常用方法以飨读者,将专业知识融会在生动的场景中,易于读者快速掌握口腔保健知识,养成良好的口腔卫生习惯,从而提高广大读者的口腔保健水平。

本书的出版,一方面得到了口腔专业临床工作者的支持,另一方面也得到了上海科学技术出版社的大力支持和帮助,在此一并致谢。

陈 栋 韦晓玲

2022 年 7 月

目　录

简单的口腔保健法

简
单
的
口
腔
保
健
法

第一部分　做好口腔日常保健，助力全身健康

1. 学会刷牙除菌斑

生活实例

一直以来，张女士坚持每天早晚两次刷牙的习惯，但是最近几年，她感觉牙齿出现了好多问题，左边的牙齿有洞还没来得及看医生，右边咬起来又有点不舒服，上面的门牙有点变长，下面又开始刷牙出血……张女士觉得自己坚持一天刷两次牙已经足够了，有点不明白是自己的牙齿质量下降了，还是护理牙齿上出现问题了？

口腔是一个充满着微生物的大环境。细菌密

度高,数量多,遍布口腔各个部位,如牙齿、牙龈、舌头等。正常情况下,微生物寄居在口腔中,与人和谐共处。但是如果不进行清洁和护理,形成菌斑,便会出现口腔问题。菌斑的形成速度非常快,在牙齿表面最先附着的细菌会形成一层薄膜,然后细菌继续粘附,逐渐积聚形成菌斑生物膜。如果不清洁这些菌斑,细菌数量会越来越多,口腔和细菌之间的和谐共处被打破,细菌会侵蚀牙齿,细菌释放的毒素等会攻击健康的牙龈组织,继而发生龋病、牙周病等口腔疾病。因此,菌斑是导致多种口腔疾病的罪魁祸首,控制菌斑是保护口腔健康的首要任务。

菌斑存在于牙齿的各处,刷牙可清理大部分牙齿表面的菌斑。使用牙线、牙间隙刷和冲牙器可清理牙间隙,牙与牙相邻的牙面是容易被忽略的清洁点,牙周病患者的牙间隙增大,更需要加强邻面的清洁。此外,正确使用漱口水也是清理菌斑的有效措施。

刷牙是自我控制菌斑最基础的方法。一般建议每天早晚各刷一次,也可在午饭后增加一次,但是与次数相比,刷牙的质量更加重要。使用正确的刷牙方法,选择合适的牙刷才能有效地清除牙菌斑。水平颤动拂刷法(Bass 法,即巴氏刷牙法)是目前较多推荐使用的刷牙方法,此外,竖转动法(Rolling 法)也较常用,更适合牙龈退缩者。在牙刷的选择上,建议使用头部小、刷毛软的牙刷,这样的牙刷更易进入口腔后部,清洁到较隐蔽的部位。电动牙刷可以提高菌斑的清除效率,但需注意要配合

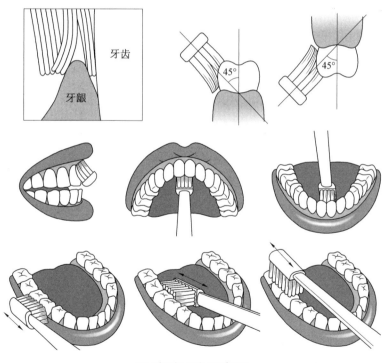

巴氏刷牙法示意图

正确的刷牙方式,否则会对牙齿和牙龈造成伤害。

刷牙可以清除约 60% 的牙菌斑,对于牙和牙之间的区域,牙刷是清洁不到的,牙线是清洁牙齿邻间隙最基本的方法。此外常用的还有牙间隙刷、冲牙器。若老年患者的牙龈乳头尚无明显退缩,可选择用牙线清洁。首先用牙线依次逐个将全口牙齿的邻面菌斑清除干净,包括最后一颗牙齿的末端,之后再刷牙,这样可以保证每颗牙齿的每一个面都清洁。若老年患者患有较严重的牙周病,牙龈乳头退缩,牙间隙增宽,可使用牙间隙刷。其刷头小巧,刷毛柔软,可进入牙间隙清洁牙邻面和颈部以及根分叉贯通的患牙。冲牙器是通过带有一定压力的脉冲水流清洁菌斑、软垢和食物残渣。其脉冲的压力和速度都是可调节的,水流可进入龈沟,有一定的龈下清洁效果。很多患者认为冲牙器有一定压力并且清洁效率高,可以不用再去医院洗牙,这是一大误区。当牙菌斑积聚较多,没有及时清理时,会形成牙结石,只有口腔医师运用专业的临床器械才可去除牙结石,而冲牙器只能去除牙菌斑。使用牙签也是清除邻面菌斑的一种方法，但通常会因使用方法不当而损伤牙龈，因此不建议使用。

漱口水是运用化学药物来控制菌斑，如氯己定等，是一种广谱抗菌剂，可以抑制菌斑的形成。但是漱口水仅能作为控制菌斑的辅助性措施，长期使用抗菌药物会产生耐药性和一些不良反应，如牙面舌背染色，有苦味，口腔黏膜有刺激感。

每个人都应该重视牙齿清洁，配合多种菌斑控制措施，尤其是牙邻面，是罹患龋病的高发部位。做好日常口腔护理，为保留更多的天然牙打下基础。

简单的保健法

● 刷牙要使用正确的方法，选择正确的牙刷，实现高质量、高效的牙齿清洁。

● 重视牙间隙的菌斑清洁，学会使用牙线、牙间隙刷，减少龋病及牙周疾病的发生。

● 口腔清洁与护理需要长期坚持，良好的口腔卫生习惯对口腔健康至关重要。

2. 清理到位牙不酸

生活实例

70岁的李老先生感觉自己的牙齿酸得很,不光吃冷、热、酸、甜的食物,用手碰、刷牙、咬硬的食物都会酸痛,甚至冬天吸一口气,牙齿都酸得受不了。李老先生去看牙医,牙医告诉他,这些症状多半是因为牙齿敏感造成的。

牙齿冠部的最外面是一层坚硬致密的组织——牙釉质,也叫珐琅质,其内部是坚硬程度稍逊的牙本质。而在牙根部,也有保护牙本质的保护层——牙骨质。任何能破坏牙釉质、牙骨质,引起牙本质暴露的因素,都有可能引起牙本质过敏。

只要外界刺激,碰到了牙本质暴露的那个点,就有可能引起酸痛不适。它发作迅速、疼痛尖锐、时间短暂,我们把它形象地称为"牙齿感冒",它是各种牙体疾病的共有症状。

发生牙齿敏感的两大主要先决条件为牙本质暴露和外界刺激。牙本质暴露多存在于中老年人及刷牙方法不当的人群,如因刷牙不当引起的敏感牙可有牙颈部的组织缺损,我们称之为楔状缺损。其痛觉发生的机制为牙齿表面的牙釉质遭到破坏后暴露牙本质,因牙本质小管内存在牙本质液,外界刺激引起牙本质液的流动产生痛觉。

内外温差较大时,牙齿一时无法适应而引起牙齿敏感。天气寒冷时,有时也会引起牙齿疼痛和敏感。

牙本质敏感如果治疗不及时,还可能导致牙髓炎、根尖周炎等后果。此外,牙本质敏感也会影响患者口腔卫生措施的实施,引发牙龈炎、牙周炎等疾病,降低患者的生活质量。

牙齿敏感的原因十分复杂,很多口腔疾病(如龋病、牙体缺损、牙髓炎、牙龈炎、牙周炎等)都可能引起牙齿敏感。如果出现牙齿敏感,建议及时就医,医生会进行鉴别诊断,对患者的病情进行综合评估,根据患者的情况选择适合的治疗方案。效果不佳时再选择调磨充填、修复甚至手术等微创性治疗措施。如果确诊为牙本质敏感,是不能彻底治愈的。牙本质敏感可能复发,因而患者需要定期复诊检查牙本质敏感的状况,及时进行相应处理。

脱敏牙膏作为治疗牙本质敏感的一种方法,方便快捷,是很多患者的首选方法。此外,要纠正错误刷牙方法,推荐水平颤动拂刷法,并使用牙线。牙间隙大的患者还应使用牙间隙刷。正确的

简单的保健法

● 建立餐后漱口的习惯,进食酸性食物和饮料1小时后要刷牙。

● 减少酸性食物和饮料的摄入。

● 选择合适的牙刷,采用正确的刷牙方法,避免刷牙时用力过大。

● 存在牙周疾病、夜磨牙、牙齿过度磨耗等情况应及时诊治。

● 有内源性酸来源(比如胃食管反流)的患者,建议治疗全身疾病。

刷牙方向应该是顺牙缝竖刷,此法能将牙刷毛伸到牙缝洁齿又不致损伤牙齿。对牙颈部楔状缺损较大不能脱敏治疗的牙齿可采用树脂充填、冠修复等方式治疗。

3. 牙齿虽坚硬也别啃硬东西

尽管牙齿是人体最坚硬的部位,可以承受50千克左右的压力,但并不代表它是无坚不摧的。牙齿在具有硬度的同时,也兼顾了脆度,在啃咬瓶盖、大闸蟹钳、螃蟹壳等坚硬物质时,会很容易留下一道无法弥补的裂痕,形成"牙隐裂"。

随着发病率的升高,牙隐裂渐渐成为造成成人失牙的一个重要原因。老年人因牙齿已使用多年,更容易有深的裂痕。

牙隐裂是指牙冠表面非生理性、不易被发现的裂纹,具有隐匿且不可恢复的特点。牙隐裂的好发牙位存在一定争议,但大多学者认为最易受累的依次是下颌磨牙、上颌前磨牙和上颌磨牙、下颌前磨牙和前牙。下颌磨牙具有萌出早、牙尖陡、沟裂深且承担咀嚼力大的特点,其尖窝关系的"撞针效应"被认为是造成牙隐裂发生的主要因素,上颌磨牙粗大腭尖的不断撞击导致下颌磨牙结构的疲劳。上颌磨牙中央窝较浅且存在斜嵴,因此抗折性能较好。

牙隐裂好发年龄为30～60岁,男女中未表现出明显的差异,健康完整的牙齿和曾因龋行充填治疗的牙均有很大概率发生隐裂。牙隐裂是由多因素共同作用导致的牙体硬组织非龋性疾病,牙隐裂的致病因素大致可以分为发育因素、咬合因素和其他外力因素3个方面。

(1)发育因素:包括牙齿的矿化不全引起的牙齿结构薄弱;过陡的牙尖、过深的尖窝关系使牙齿在咀嚼过程中承受了较大的负荷;增龄性改变使牙齿的脆性增加,在外力作用下更容易折裂。注意日常最好不要咬螃蟹壳、脆骨、坚果壳之类的硬物。

(2)咬合因素:包括用力咬在坚硬物体上造成的𬌗创伤,杠杆作用导致患牙某处的受力过大而折裂;牙齿磨耗、夜磨牙和单侧咀嚼等不良习惯使患牙长时间受到超过生理范围的力量，最终引起牙裂。

（3）其他外力因素：外力导致的牙齿甚至颌骨的骨折；若患牙曾进行牙体牙髓或修复治疗，一方面，由于去除了部分牙体组织使得牙齿的刚性降低，另一方面，修复体的放置可能使残余牙齿上产生应力集中，相比正常牙齿更易发生折裂；过度牙体预备、不良修复体设计、操作不当等医源性因素也是导致牙隐裂发生的重要因素之一。

牙隐裂的早期临床症状通常不明显，往往容易被患者忽略，从而导致牙隐裂症状的进展，细菌侵入使牙髓发生感染，最终导致严重的牙髓和根尖周病的发生。同时，牙隐裂还具有早期诊断难度大、判断裂纹进展程度难度大、治疗方案多样和患牙预后不确定等特点。牙隐裂的早诊断和早治疗在减轻疼痛、恢复患牙的功能和改善预后中至关重要。

牙隐裂的治疗主要是稳定患牙防治裂纹进展和缓解疼痛。目前直接修复的材料主要有复合树脂和玻璃离子水门汀材料,间接修复通常有嵌体(包括高嵌体)、全冠或部分冠修复。隐裂的程度较浅,有咬合痛和牙齿敏感症状的可尝试脱敏及上述的修复治疗,防止裂纹进一步加深。若隐裂程度较重,出现了牙髓炎症状即自发性疼痛,可以进行根管治疗,但仍有很大的牙齿折裂风险,预后不佳,可能无法保留患牙。

 4. 朝暮叩齿"三百六"

牙齿的根埋在牙槽骨里,就像树根长在泥土里一样。正常情况下,适当的咀嚼压力刺激骨头里面的牙周韧带和牙槽骨,可以让牙槽骨更加致密。而缺乏这种刺激,比如牙齿拔了以后,骨头就容易萎缩了。因此,多吃粗粮和有嚼劲的东西,可以促进牙槽骨的发育生长。叩齿也是一样道理,可以通过口颌运动所形成的生理性刺激,发挥牙周韧带和牙周组织的咬合潜力,保持牙槽骨的正常高度水平,增强牙齿的抗病能力,增加口腔的自洁作用,有助于牙周健康,使牙齿变得更加稳固坚硬,更好地维持咀嚼功能。其方法也很简便,每天早晚空咬合数十次即可。

古人云:"朝暮叩齿三百六,七老八十不掉牙。"中国古代医学对牙病的防治有丰富的经验,有关叩齿益牙的记载也很多。《千金方》中有这样的记载:"每晨起,以一捻盐纳口中,以温水含揩齿,及叩齿百遍,为之不绝,不过五日,齿即牢密。"《景岳全书》中也记载了叩齿的功效:"余每因劳因酒,亦尝觉齿有浮突之意,则但轻轻咬实,务令渐咬渐齐,或一二次,或日行二三次而根自固矣。"现代医学也认为,叩齿在预防牙齿疾病上也有一定作用,经常叩齿还能够促进局部血液循环和淋巴回流,增强新陈代谢,有助于全身健康。

另一方面,如果老年人的牙槽骨处于逐步退化的过程中,这是生理性的和不可逆转的。又患有严重的牙周炎,牙槽骨被吸收,牙齿会发生松动,而已经被吸收的牙槽骨是难以再生的,此时就不适宜叩齿了。

5. 不要一味补钙片

　　牙齿之所以坚硬，主要是由于釉质的存在。釉质是覆盖在牙冠表面的一种半透明钙化组织，呈乳白或淡黄色，是人体中最坚硬的组织，也是全身钙化程度最高的硬组织，对咀嚼磨损有较大的抵抗力，是牙齿的"保护罩"。釉质内含有大量的无机物，占其重量的 95%～96%，主要的无机物为钙和磷，其中钙含量为 33.6%～39.4%，以羟基磷灰石晶体的形式存在，这也是构成骨骼的主要成分。羟基磷灰石晶体通过生物矿化的形式形成牙釉质，矿化程度越高，牙釉质越透明，反之，釉质则呈现乳白色、不透明。釉质矿化这一过程发生在牙齿未萌出阶段，这期间牙齿受全身因素影响，如果缺钙会导致牙釉质发育不全，使牙齿对龋病更加敏感，因此在胎儿期至儿童期牙齿未萌阶段进行补钙，对牙齿矿化是有利的。当牙齿萌出后，牙齿发育阶段的矿化过程随即结束，牙齿主要受口腔环境等局部因素的影响，此时补钙并不会使牙齿变硬。

对于老年人来说，当牙齿清洁不到位，牙齿表面产生的牙菌斑就会分解残留在食物中的糖分，产生酸，而导致牙釉质脱矿，进一步形成龋坏。同时，牙齿的过度磨耗也会使牙齿表面釉质减少，牙齿内部牙本质暴露，形成牙本质过敏，当咬硬物和吃冷热酸甜食物时会产生刺激性疼痛。此外，由于老年人骨质疏松导致牙槽骨萎缩，会使牙齿失去支持而变得松动，这时候许多人会觉得是因为自己的牙齿缺钙而"变脆"了，走入认为多补钙可以让牙齿重新变得坚固耐用的误区。

补钙虽然在一定程度上可以预防儿童龋齿，但是老年人无法通过补钙使牙齿变得更硬、更强。为了防止牙齿"变脆"，平时要注意牙齿的保护，及时刷牙，最好能做到一日三餐后都刷牙，同时使用牙线；避免食用过硬食物而导致牙齿磨耗；同时应注意刷牙方法，避免横向刷牙导致楔状缺损；如发现牙本质过敏，可使用脱敏牙膏，如检查发现牙齿严重磨耗和缺损应根据患者自身口腔情况及经济情况选择合适的修复方法，同时建议定期进行口腔检查，防患于未然。

简单的保健法

● 牙齿萌出后,补钙不会增加牙齿硬度。

● 平时应注意牙齿清洁,使用正确的刷牙方法以及避免咬硬物。

● 当发现牙齿不适,应及时就诊治疗,防止牙齿疾病进一步发展。

 6. 像体检一样查口腔

俗话说:"牙痛不是病,痛起来要人命。"当患者以牙痛为主要症状就医时,往往病变已经进展至较为严重的状态。因此,在生活中牙不痛就不用看牙医吗? 多久进行一次口腔检查比较合适?

事实上,口腔的常见病如龋齿、牙周病都属于慢性病,早期症状不明显,容易被忽视,常无自觉症状,此时疾病可能在口腔中"悄悄地"进展。因此在生活中并不是牙不痛就不用看牙医,定期口腔检查可以了解口腔的健康状况,做到早发现、早诊断、早治疗,在疾病早期进行干预,阻止或减缓疾病的进一步发展。定期到医院口腔科进行检查,还可以咨询、获得保健知识,学会自我口腔保健,有利于维护口腔健康。

此外,一些全身疾病可能在口腔出现相应的表征。例如糖尿病患者的抗感染能力下降,常伴发牙周炎、拔牙伤口难以愈合;艾滋病患者在疾病早期会出现口腔病损,发生口腔念珠菌病等疾病。维护口腔健康是防控全身性疾病的重要手段,防治全身性疾病有利于促进口腔健康。

建议大家应该像每年要检查身体一样,定期做口腔检查,一般来说,每隔半年或一年进行一次检查。然而,一提起看牙医,对于疼痛的恐惧心理常常成为人们就医的一块"绊脚石"。其实,随着口腔科诊疗技术的发展和诊疗环境的改善,无痛治疗越来越成为牙医们推崇的治疗方式。

世界卫生组织将口腔健康列为人体健康的十大标准之一,口腔健康的标准是牙齿清洁,无龋齿,无疼痛感觉,牙龈颜色正常,牙龈无出血现象。

我们应当将口腔健康视为全身健康的重要组成部分,定期就诊,努力维护口腔健康。

7. 不要出了问题就拔牙

 生活实例

刚跳完广场舞的刘奶奶往家走的时候,碰到下楼散步的张奶奶,由于很久没看她跳广场舞了,便好奇地走上前去询问。张奶奶说最近牙痛闹得她吃也吃不好,睡也睡不着,只能等牙不痛的时候去医院拔牙了,满嘴的牙这两年陆陆续续拔掉了很多,最后还抱怨道:人老了,牙总归是要掉的! 刘奶奶听完,便建议张奶奶去正规医院进行系统检查,并不是年纪大了牙齿一定不好,也不是牙痛就一定要拔。她还指着自己嘴里做过"牙神经治疗"的牙齿说,吃东西一点都不影响! 张奶奶听到"牙神经治疗"充满疑惑,便想到这种治疗自己能做吗?她也很懊悔,这些年只要牙齿出问题,只想着把牙拔掉就解决问题,而忽略了天然牙存在的重要性。

我国老年人群口腔疾病预防意识较差,大多数集中在治疗层面,患病时的就医观念及行为决定着他们的口腔健康状况。

资料显示,我国65～74岁老年人平均存留牙为18.1颗;患龋率为64.8%;牙龈萎缩者根面龋患病率为18.3%;浅牙周袋检出率为18.4%,深牙周袋检出率为3.8%。老年人的口腔改变可发生在口腔的所有组织,如牙体、牙周、黏膜、牙龈、颌骨、肌肉、皮肤、关节等的衰老。这些改变又导致了老年各种口腔疾病的发生与防治上的特殊性。

老年人常见的口腔问题有:龋病的发病率高,又呈多发性,而且老年根面龋有很高的发病率;老年人多数面临牙列缺损或缺失的修复问题,缺失牙较多,时间较长,使口腔状况十分复杂,修复较为困难;牙齿过敏,主要是遇冷、热或酸的食物感到酸痛不适,一般是因牙齿长期咀嚼磨耗过重或牙龈萎缩后牙根暴露造成;老年人牙周病居多且较严重,常表现为牙齿进行性松动,牙周组织萎缩,牙根暴露,牙齿最终松动脱落,或因反复发炎而被拔除;老年人口腔颌面部肿瘤有较高的发病率,常见的有舌癌、牙龈癌、唇癌及发生在上颌窦、颊、腭部的肿瘤;老年人口腔颌面部的炎症、外伤的治疗有其特殊性,老年人的颞下颌关节紊乱病疼痛症状表现较轻,而关节的脱位则有较高的发病率。

老年口腔疾病与全身疾病亦有着密切联系。老年人在患有口腔疾病的同时,还可能患有多种的全身疾病。一些常见的老年人全身疾病会影响口腔导致口腔病变,如糖尿病与牙周病的关系,全身骨质疏松对颌骨牙槽骨的影响等。当伴有牙周病、龋齿或大量牙齿丢失时,使肺炎死亡风险也增加。牙周病与老年慢性疾病的发病、转归密切相关,主要体现在牙周病与糖尿病、高脂血症互为因果,同时与心、脑血管疾病之间存在关联性。此外,口腔健康状况与老年人的营养不良之间存在独立关联。全身的病变还会影响到口腔疾病的治疗,如高血压、心脏病对口腔的麻醉、拔牙、开髓等治疗有一定影响。老年患者多种口腔疾病与全身疾病可相互交错,使病情更为复杂,从而增加其诊断、治疗的难度。

老年人易患口腔疾病，并且老年人口腔疾病的防治有其明显的特殊性和复杂性。因此，老年人不仅需要注意平时口腔卫生保健，更要对口腔疾病及时认真治疗，这样到了老年仍然会有一口健康的牙齿。

简单的保健法

● 有病早治，无病早防。定期口腔检查，预防口腔疾病的发生和发展。保存每颗能治疗的牙，切忌轻易拔除。

● 口腔疾病常导致牙齿缺失使很多老年人丧失咀嚼功能，生活质量下降，同时还会引起胃病、糖尿病、心脑血管疾病等多种疾病。

8. 没牙也要做好口腔检查

在日常生活中，许多人认为口腔疾病是牙病，牙病就是蛀牙，牙齿逐渐被破坏、变色、松弛，最严重的是牙齿脱落。其实,口腔颌面部有牙齿、舌头、嘴唇、鼻子、颊部、唾液腺、颞下颌关节等器官,有皮肤、肌肉、黏膜、神经、血管、韧带、牙周膜等软组织,有牙齿、颌骨等硬组织,也有口腔颌面部。口腔本身处于有菌的环境中,容易被各种疾病侵袭。

口腔检查并不是一定要看牙齿有没有龋坏,它所囊括的项目和内容是多样的。如牙龈的状态能反映出口腔是否有炎症,若出现牙龈红肿、出血、胀痛等情况,则需要进行牙周系统治疗。口腔黏膜是不可忽视的一部分,因为口腔疾病很容易引起口腔溃疡,这并不是我们常以为的上火。若口腔黏膜出现不正常的色斑或是呈现红肿,则很有可能引起出血和口腔溃疡。颞下颌关节紊乱综合征主要的临床表现有关节局部酸胀或疼痛、关节弹响和下颌运动障碍。疼痛部位可在关节区或关节周围;并可伴有轻重不等的压痛。关节酸胀或疼痛尤以咀嚼及张口时明显。弹响在张口活动时出现。响声可发生在下颌运动的不同阶段,可为清脆的单响声或碎裂的连响声,常见的运动阻碍为张口受限,张口时下颌偏斜,下颌左右侧运动受限等。

老人到了 80 岁时还应拥有 20 颗牙齿，这是世界卫生组织针对口腔卫生提出的"8020"主张，然而根据此前口腔健康流行病学调查，我国 80 岁以上的老人，拥有 20 颗牙者不足 35%，在 65～74 岁的老人当中，86% 存在牙缺失，10% 全口无牙。研究发现，口腔健康状况较差与老人身体虚弱之间存在相关性。因此，老人要比年轻人更加关注口腔健康问题，不能让"老掉牙"的问题影响晚年的健康生活。

牙列缺失会严重影响患者牙齿原有的咀嚼能力、美观、发音、生理刺激等功能，还会导致患者出现解剖性退行性改变，除了牙槽嵴高度和宽度的丧失，还有前庭沟变浅、系带附着位置变高、舌体肥大等软组织结构的变化，更可能导致颞下颌关节和咀嚼肌等病变。

老年人选好假牙利健康。俗话说："牙好，胃口就好！"对很多老年人来说，没有牙齿吃什么都不香。因此，安装合适的假牙能在一定程度上解决这一问题。

简单的保健法

● 颞下颌关节出现问题时应及时到专科医院就诊,让医生做出具体的诊断和治疗计划。

● 全口牙列缺失后,牙槽骨出现骨尖骨棱,影响制作全口义齿时的固位以及稳定,应及时进行修整。

● 口腔黏膜上出现鲜红色、天鹅绒样斑块,白色或灰白色角化性病变的斑块时应及时去口腔黏膜科就诊。

9. 牙齿松动不拖延不放弃

 生活实例

赵奶奶在买菜路上碰到了邻居王奶奶,发现她最近瘦了不少,出于关心于是上前询问。王奶奶说这段时间因为牙齿松动,没怎么敢吃东西,害怕吃着吃着牙齿就掉下来。前一阵子已经陆续掉了几颗松动的牙了,心里很害怕别的松动牙也可能保不住,不敢咀嚼,最后还抱怨说:是年纪大了,牙齿变松了,总归是要掉的。赵奶奶听完,建议王奶奶去正规的医院进行全面的口腔检查,并告诉她不是年纪大了牙齿就一定会变松。又张开嘴让王奶奶看了看自己嘴里的牙,都是健康又不松动的牙齿。王奶奶听到后,挺后悔之前没有及时去医院检查口腔情况,也没有定期去医院进行口腔常规检查。

"老掉牙"作为一句口头语,似乎表明"老了就掉牙"是正常的事情。但牙齿脱落除了衰老的原因,还有不良的口腔卫生习惯和牙龈疾病等影响,这些都可以及早预防。在平时注重牙齿保健,不咬硬物,注重口腔清洁,维护牙龈健康,预防口腔疾病,都有助于解决牙齿脱落的问题。只要做好口腔保健,就可以延长牙齿的使用寿命。

其实,牙齿就好像一棵树,埋在泥土里,而牙槽骨就是牙齿的泥土。牙齿与牙槽骨之间又有千万根纤维牵拉,叫牙周膜。在正常情况下,牙齿也会有不超过 0.02 毫米的微小生理松动度,不易被察觉。在医学上,松动牙分 0~4 个度。0~1 度是自己不太能感觉到的,凡是能够感受到的松动,一般都为 2 度以上,只要是 3 度以下的松动牙,是可以尝试保留固定的。中老年人口腔情况复杂多变,多数人又会有身体的系统疾病,所以千万不能草率拔牙,但是拖延不治也不可取,久拖不治的松动牙,会加快骨头的吸收,会有满口牙松动的风险。

牙齿松动的原因一般是创伤、炎症、牙周炎等。创伤一般都属于意外,比如吃饭时突然咬到特别硬的东西,这就会导致牙齿松动或者不适感,甚至导致牙齿移位、牙齿脱落等情况的发生。一般来说,牙齿出现急性炎症都会出现疼痛等症状,如果出现自发性的牙齿疼痛或者是对冷热刺激感到疼痛,这一般是牙髓炎导致的。如果出现牙齿松动的情况伴有牙齿咬合疼痛或牙龈疼痛后发生,多是牙周膜组织的急性炎症水肿,从而造成了牙齿的松动。若先前有牙齿对冷热刺激疼痛,或者自发的牙齿剧烈疼痛,可能是由于牙髓炎症的进展造成了牙根尖周组织的炎症,从而造成了牙周膜组织的炎症,这种情况应先及时处理牙髓和根尖周组织的炎症;若是有牙龈疼痛、明显流脓的情况,可能是由于牙周脓肿造成的牙周膜的炎症,这也是牙周炎的表现,此时应先解决牙周脓肿。上述这些情况都能造成牙齿的松动。

牙周炎的患者群主要是老年人,牙周炎是老年人牙松动的主要原因。牙周炎可能不会出现牙齿疼痛等症状,但是会出现吃饭时没有力气咬、牙齿松动等症状。中老年人的牙周意识较差,口腔

简单的保健法

● 牢记维护口腔卫生,改变"年纪大,牙齿松"的错误观念,定期检查口腔卫生情况。

● 使用正确的刷牙方法,树立良好的口腔健康意识。

● 定期口腔洁治,是预防牙松动的重要措施;若出现牙松动等情况时,及时去正规的医院就医并进行治疗,尽可能地保留牙齿。

习惯以及口腔卫生情况的保持较年轻人来说相对弱一点。

随着年龄的增长，免疫力会有所下降，老年人的口腔问题也相对较年轻人来说要多，牙齿松动的情况也在老年人口腔较为常见，但是也不要惊慌、不要心急，及时去医院就诊，寻求相关治疗。

 10. 用冲牙器清洁要与刷牙相结合

牙齿的彻底清洁是预防龋齿和牙周病的最重要措施。

牙齿的表面结构复杂，特别是咬合面的点隙裂沟，很容易积存食物残渣；在与牙龈交界的牙颈部，是细菌特别容易聚集的地方；两颗牙齿相邻的牙面，因为牙齿的宽度不一，形成大大小小的邻间隙，也经常成为牙菌斑的"温床"。

刷牙和使用冲牙器是人们最常使用的口腔卫生方法。相比漱口水等化学生物制剂的杀菌途径，使用机械方式的刷牙和冲洗清洁，产生的不良反应少,便于长期坚持。

　　随着人们口腔卫生意识的逐步提高,越来越多的朋友们选择使用冲牙器。冲牙器作为清洁口腔的辅助性工具,一般利用脉冲水流冲击的方式来清洁牙面和牙间隙,形式上包括便携式和台式两种。居家生活可使用台式冲牙器,外出旅行或者在学校、单位时可使用便携式设备。相比于刷牙,脉冲水流非常便于有效清洁牙齿窝沟、邻面和颈部的食物残渣、软垢和牙菌斑,在牙齿排列不够整齐或者佩戴固定保持器等刷牙困难的情况下更加凸显优势。

　　那么用冲牙器清洁是不是就不用刷牙了? 当然不是。刷牙时,由于牙刷面积较大,通常可以同时接触 2～3 颗牙齿,利用 3 分钟基本可以完成全口牙齿的内侧、外侧牙面和咬合面的清洁,有效去除这部分牙菌斑。使用冲牙器当然也可以完成这部分牙面的冲洗清洁,但是由于水流横截面积较小,需要多花费几倍的时间。

　　因此,我们通常会建议在刷牙完成牙齿内外侧牙面和咬合面的清洁之后,使用冲牙器清洁邻面和牙颈部的牙面。两者相辅相成,一方面提升质量,一方面保证效率,提高依从性,获得优良的口腔卫生,保障口腔健康,全身健康。

 简单的保健法

● 牙齿结构复杂,想要清洁面面俱到,除了正常刷牙外,还需结合各种各样的辅助清洁工具。

● 日常生活中,除了自我口腔保健外,到医院定期口腔检查也是很重要的。

11. "烟民"更要预防牙周病

很多生活方式与口腔健康息息相关,如口腔卫生习惯、饮食习惯(进食数量、频率、类型)及吸烟和饮酒,对口腔健康有着重要影响。

吸烟是牙周病的一项重要危险因素,吸烟可能影响到酶、免疫系统、细胞生长、微生物生长环境等各方面。吸烟者普遍口腔卫生不佳,菌斑容易蓄积,导致软垢、牙石增多。牙石机械性损伤牙龈,为细菌的入侵创造了良好的条件。吸烟可引起身体免疫功能改变。细胞免疫方面,吸烟者白细胞趋化性低于不吸烟者,白细胞总数、中性粒细胞、淋巴细胞及单核细胞数均低于不吸烟者。体液免疫方面,吸烟减少了血清 IgG 和 IgM 的水平,抑制辅助 T 淋巴细胞增殖。有报道称,烟草中尼古丁进入血液会导致牙龈血管收缩,血流减少,以致牙龈氧供和血气交换减少,清除废物的能力降低,导致牙龈保护性修复功能降低。吸烟的老年患者一般有较长的烟龄,牙周状况较差,因此更要注重口腔健康的护理,定期去医院进行口腔检查。

饮食结构与牙周炎也有一定的相关性,饮食结构可以影响牙周炎的发生和进展过程,天然纤维性饮食可以有效减少菌斑聚集,而软的精细食物则可能促进菌斑聚集,有利于牙周病的发生。老年人常因牙齿脱落,咀嚼功能下降而选择吃软烂的食物,可能会影响牙周的健康,应适当进食一些纤维性食物。

酒与口腔健康的关系还没有完全定论,多数

研究支持饮酒是牙周炎患病的危险因素。酒精消费和酒精依赖可能会产生有害的口腔影响,如牙齿脱落、口咽癌等。

 简单的保健法

● 戒烟、不饮酒、不嚼槟榔、不饮过热的饮料、不食过热食品。

● 保持良好口腔卫生,坚持有效刷牙,适当运用牙线和牙间隙刷清除牙齿间隙的食物残渣和软垢。

● 养成良好的饮食习惯,少吃坚硬的食物,纠正用牙齿咬硬物的习惯。

● 定期进行口腔健康检查,及时治疗口腔疾病;及时修复缺失牙,恢复口腔基本功能。

 12. 别让牙病加重慢性病

国家统计局数据显示,2019 年我国 60 岁及以上人口数已达 2.54 亿,占总人口的 18.10%。

"十四五"期间我国人口老龄化会继续加速，60岁及以上人口将突破3亿，我国将从轻度老龄化迈入中度老龄化阶段。其中约1.8亿老年人患有慢性病。

老年人慢性病存在一个非常关键的问题：老年人的身体功能快速走下坡路，年轻时积累的慢性病却继续被忽视，大多数老年人只是机械式地对已有的慢性病进行治疗。殊不知很多其他疾病对慢性病产生着极大的影响，久而久之可能酿成恶果，其中就包括老年人对口腔疾病的严重忽视。大家都会非常疑惑地问：口腔疾病怎么会要了命呢？第四次全国口腔健康流行病学调查结果显示，我国老年人恒牙患龋率高达98.0%，牙周健康率仅为9.3%，存留牙数为22.5颗，无牙颌率为4.5%。口腔疾病使很多老年人过早丧失咀嚼功能，对全身疾病也有着一定影响，主要体现在牙周病，可以引起或加重心脏病、胃病、糖尿病、心血管病和关节疾病及并发症，严重危害全身健康。

高血压是老年人的常见病，老年人的动脉会出现不同程度的硬化，高血压患者由于血管弹性差，交感神经对血管反射性调节能力减低，而龋齿疼痛、牙周疾病极易引起其血管反射调节紊乱，对脆弱的血管造成冲击，严重影响患者对血压的控制。老年人冠心病发病较急，危险性大，心绞痛发作时疼痛可放射至上下颌骨，进而危及生命，而龋齿引起的疼痛也是其发作的诱因。

近年来，口腔疾病合并糖尿病的患者数量有上升趋势，糖尿病患者由于蛋白质、脂肪代谢紊乱，高血糖有利于细菌繁殖，白细胞移动和吞噬能力受抑制，加之血管病变，组织营养差，肉芽组织形成不良，致使伤口不易愈合，同时炎症易感性明显增加，常会加重口腔炎症性疾病的程度，如牙周炎患者易引发牙周脓肿。此外，牙周感染也会影响血糖控制，增加发生糖尿病并发症的风向，还易诱发糖尿病患者出现其他口腔疾病，进而影响全身的生理功能，甚至造成其他并发症的出现。

牙周病使得口腔内的致病菌增加，而口腔和消化道、呼吸道是相通的，因此患有消化道、呼吸道慢性疾病的患者较易受口腔致病菌的影响，致使慢性基础疾病加重。比如牙菌斑是幽门螺杆菌的贮存库,而幽门螺杆菌是慢性胃炎、胃溃疡的病原菌,慢性阻塞性肺气肿和慢性支气管炎与慢性牙周炎密切相关。类风湿性关节炎和牙周炎都是慢性破坏性炎性疾病,牙周炎的范围和严重程度与类风湿关节炎密切相关。

有研究表明,慢性牙周炎与老年痴呆、肾脏的疾病也有密切的关系。

 简单的保健法

● 积极治疗慢性疾病,提高对口腔及牙齿的护理意识。

● 了解一些口腔医学的基本知识,便于进行自我检查。

13. 最多 3 个月就要更换牙刷

经过一夜"发酵"的口腔有点臭不可闻。早晨起床后,人们用牙刷这个"口腔卫士"对它进行一番清理,这样才能保持牙齿清洁,口气清新。

刷牙健齿很有学问，有些人爱刷牙，却不重视牙刷的更换，往往把牙刷用到"炸毛"才想起来是不是要换新的了，这是大错特错的。当牙刷出现"炸毛"现象，该反思一下，是不是刷牙时太暴力或者牙刷很久没换了。很多人觉得牙刷还没有坏，扔掉是浪费。事实上，牙刷应该定期更换，一是为了防止细菌滋生，二是防止牙刷的清洁作用下降。

　　研究表明，新买的牙刷在使用 1 个月左右就开始有细菌定殖。人体口腔内有 800 多种细菌，很容易形成牙菌斑，并代谢产生毒素对牙龈造成长期慢性刺激。若牙刷被细菌等微生物污染，则会形成一个污染源，在刷牙时进入口腔。正常情况下，口腔内的微生物不会致病，但当人体抵抗力低下或者口腔有损伤、溃疡的时候，微生物从创口进入人体时，则有可能引起疾病。此外，牙刷使用时间较长后刷毛会变软塌，这说明刷毛的磨损程度较大，刷毛的清洁作用就会明显下降，甚至还有可能损伤牙龈和牙齿。因此，刷毛之间的排列距离变宽、刷毛变形、扭曲、刷毛的颜色变浅、刷毛根部的颜色变深，这些都是牙刷需要更换的提示。

如果已经使用了 3 个月的牙刷状况良好，也应该更换。

 简单的保健法

● 建议选择刷头小，刷毛软而有弹性，刷柄扁宽、容易握持不易滑脱的保健牙刷。

● 应用正确的刷牙方法。避免横刷法刷牙，即左右拉锯式刷牙，采用竖刷法或者更有利于口腔健康的巴氏刷牙法，否则容易造成牙龈萎缩，牙颈部缺损。

● 建议每季度最少更换一次牙刷，有条件者可一个月换一次。

● 使用完牙刷后，应尽量保持牙刷干燥，将刷头朝上放置，经常把牙刷放在阳光下暴晒消毒。

● 牙刷是绝对的私人用品，共用牙刷会导致疾病交叉感染的风险提高。特别是免疫力低下和处于疾病感染期的人群，尤其要注意。

14. 定期洗牙好处多

生活实例

　　李阿姨经常牙龈出血,牙结石多,医生建议她洗牙。李阿姨有些怕,回到家找邻居打听打听。结果,大家口径不一。一个说听医师的,有病就赶紧治病。一个说,洗牙不好,牙缝越洗越大,牙齿越来越松,我去年就洗过,本来没有牙缝,现在变大了很多,吃东西老塞牙。这下李阿姨更担心了,不知道该不该去洗牙。

　　牙齿通过牙周的韧带和牙槽骨紧密相连,牙龈附着在牙槽骨外部。当牙周炎持续发展,开始出现牙槽骨的吸收。由于牙槽骨的高度发生了变化,附着在骨头上的牙龈也随之降了下来,外表看上去,就是牙龈萎缩,牙根暴露出来了,牙齿之间的牙缝变大了。因此,牙缝变大是牙周炎症发展的结果,而不是洗牙造成的。洗牙是为了控制牙

简单的口腔保健法

周的炎症,牙周的疾病得到了有效控制,能够有效地缓解牙龈萎缩,减缓牙缝变大的速度。

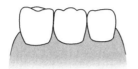
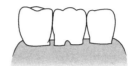

正常牙周组织　　　　　　发生牙周病的牙周组织

　　那么,我们经常听别人说洗完牙,牙缝大了,是什么原因呢? 常见的有两个原因。一是因为口腔卫生习惯不好,没有认真刷牙,再加上长期不洗牙(几年甚至几十年),造成牙面上大量牙结石堆积,把牙缝塞得满满的,基本看不到牙龈的边缘在哪里。经过洗牙,去除牙面上大量的牙结石,患者就惊讶地发现牙缝很大。其实,因为牙结石常年的刺激,牙龈早已出现了明显的萎缩,只不过因为牙结石的遮挡,一直没有发现。另外一个常见的原因就是牙龈由于炎症的刺激,处于肿胀的状态,看上去红肿发亮,有明显的增生,刷牙还会出血。经过洗牙等措施的治疗,牙龈的炎症得到明显改善,牙龈不再红肿,恢复到正常的质地和颜色,也恢复到了正常的高度。给人的视觉感觉就是牙龈萎缩了,牙缝变大了,其实是肿胀消失了。

洗牙,就是通过洁治器械去除附着在牙面上的菌斑、牙石、色素等。牙菌斑和牙结石是刺激牙周炎症最主要的局部因素,洗牙是去除这些刺激因素最有效的方法。通过清除局部刺激,使得牙龈炎症消退或者缓解。牙周病是成人牙齿缺失的首要原因。随着牙周病的发展,会有不同的症状表现随之而来,比如牙齿松动、咬物疼痛、牙龈肿痛化脓,非常影响生活质量。因此,定期看牙周医师,定期进行牙周治疗,是控制牙周炎症的重要环节。

15. 注意舌头"预告"的健康信号

 生活实例

张奶奶年逾古稀,除患有轻度高血压外,身体还算健康。她发现自己舌头上舌苔挺厚的,看到朋友圈有朋友在早晨或晚上刷完牙后,喜欢用"舌刮子"等刮舌苔,说是可以去除舌苔,使呼吸更清新。然而,在一个深秋的清晨,她突然觉得舌头疼痛不适,忙找来复合维生素 B。哪知,张奶奶服药后症状有增无减。无奈,在子女的陪同下去看了专家门诊。经验丰富的老主任嘱其作头颅 CT 检查,检查结果令一家人感到疑惑不解,张奶奶患了脑栓塞。

舌苔是舌乳头代谢过程中脱落的角化上皮,混杂着一些食物残渣、唾液等形成的。舌苔会随着人的说话、吞咽等,不断地脱落、更新。人的舌头上,长有许许多多极小的舌乳头,舌乳头中又有可以辨别各种味道的味蕾。有了这些味蕾,人才能分辨出什么是甜、酸、苦、辣。如果经常刮舌苔,很容易刮伤舌乳头,刺激味蕾,造成舌背部发木,味觉减弱,因此最好不要刮舌苔。

舌痛,医学上将其称为舌灼痛症,也叫舌微血管炎。这种病多见于 50 岁以上的中老年人,尤以 60 岁以上的女性居多。很多老年人有舌痛的症状,但不一定受到重视,因为多数时候可能只是口舌生疮一类的上火症状。但是从医学的角度来看,舌痛的病因既可是局部因素引起,也可是全身性疾病的表现,甚至还可能是中风的前兆。

医学研究认为,老年人发生舌痛往往是由于

简单的保健法

● 合理膳食,均衡营养,补充维生素及微量元素。

● 在刷完牙后,可以用刷毛较软的牙刷轻轻地刷舌苔或者用冲牙器冲洗舌背,既不会伤害到味蕾,同样会起到清洁舌苔、清新口气的作用。

● 如出现舌苔增厚的现象时,可到医院的口腔黏膜病科检查,并对症治疗。

● 老年人出现舌痛应及早去医院就诊,查明舌痛病因,尤其要注意排除脑栓塞先兆的可能性,必要时可在医生指导下采取标本兼治的有效措施,预防脑栓塞形成。

缺乏维生素、营养不良、贫血或体内存在某种慢性感染病灶等原因所致,也有可能与全身动脉硬化有关。因为患有动脉硬化的老人,其血液中胆固醇含量过高,血黏度增加,体内微循环出现障碍,舌黏膜中的血流减慢,毛细血管变窄或栓塞。当舌体局部静脉淤血时,即会生成丙酮酸和多肽类代谢产物,这些物质刺激舌神经,便可产生舌痛。这些都是脑血栓形成的高危因素,必须引起高度警惕。

 16. 教你几招更好地预防口腔癌

口腔癌是头颈部最常见的恶性肿瘤之一,比较常见的包括舌癌、牙龈癌、颊癌、口底癌等,其高发年龄是 40～60 岁,男性多于女性。口腔癌会影响患者的正常饮食,造成患者贫血、营养不良等诸多疾病,部分患者只能进食流食。口腔癌给患者造成极大的痛苦,对生活质量造成重要影响。

口腔癌的发病与多种因素有关,除了身体免

疫状态、遗传、紫外线外，口腔卫生状况不佳，使得细菌、霉菌滋生和繁殖，促使癌症形成和发展。口腔内残根、残冠以及不良修复体和不合适的假牙对黏膜的长期刺激产生慢性溃疡，同样也是诱发癌变的重要因素。此外，吸烟和饮酒已被证实是口腔癌常见的致病因素。饮酒与口腔癌的发生呈正相关，酒与口底黏膜和舌反复接触，可造成口底黏膜化学性烧伤。长期酗酒可引起唾液腺实质萎缩和病变，从而增加口腔癌的风险。摄取的维生素 A 不足可导致口腔黏膜上皮增厚，角质化进程加快，增大口腔癌患病概率。有调查发现，维生素 A 摄入低的国家、地区出现口腔癌的人数非常多。饮食习惯与口腔癌的发生密切相关。温度高的食物可造成口腔黏膜损伤，使口腔黏膜脱落，并在热刺激下快速增生和增厚，癌变风险提高。

● 养成良好的生活习惯。不吸烟、不饮酒、不嚼槟榔、不饮过热的饮料、不食过热食品。均衡膳食,保证足够的锌、铁等微量元素和维生素的摄入。

● 避免不良刺激,保护口腔黏膜和舌组织。及时调磨义齿锐利边缘和牙齿锐利牙尖,及时拔除残根、残冠,以免反复刺激口腔软组织。

● 养成长期良好的口腔卫生习惯,坚持早晚刷牙,并采用正确的刷牙方式,饭后漱口,防止细菌在口腔内聚集,引起感染,影响牙齿和口腔黏膜的正常功能。

● 及时治疗口腔黏膜病损,尤其黏膜白斑、慢性炎症和溃疡。如发现长期不愈的口腔溃疡、糜烂、感觉异常、局部肿块等,及时到医院就诊,进行检查确诊。

● 减少日常日照时长,注意防护紫外线,防止诱发唇癌。

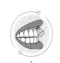

17. 保护好颞下颌关节很简单

生活实例

　　平时胃口一直很好的张大爷最近几天饭量明显减小,吃饭没有胃口,老伴开始着急,立刻安排子女带他去医院。经过医生仔细地询问和检查,原来张大爷自从4天前啃过大量甘蔗后就出现了张口困难,开闭口时耳前区疼痛,平时还有跳痛的情况。而且经过了4天,情况没有任何好转,已经影响正常的进食了。医生指出,张大爷的这些症状都是由于甘蔗较硬,在大量进食时导致的颞下颌关节紊乱引起的。

　　颞下颌关节又称颞颌关节或下颌关节。

　　颞下颌关节紊乱是口腔颌面部比较常见的疾病,此疾病的出现可能和精神因素、创伤、咬合紊乱有关系。这种病症一旦出现,应该积极进行治疗。

颞下颌关节紊乱病有三个突出表现。

（1）张闭口疼痛：是颞下颌关节紊乱早期最突出的表现，在患病之后患者的颞下颌关节部位就会出现异常，在说话、张闭口的时候有轻微的疼痛感，不过这种症状是不会自行消退的，随着病症的发展，疼痛会越来越严重，给患者带来的痛苦是比较大的。

（2）大张口困难：患病之后，患者的关节部位活动也会受到影响，可能在讲话的时候感觉不到太严重的活动异常，但吃东西张大口的时候就会发现嘴巴张开是很困难的。部分患者还会出现张嘴卡顿的现象，并且可以听到关节卡顿的杂音。

（3）不可复性盘前移位：这种症状通常在病症晚期出现。通常在患病3~6个月的时候，患者颞下颌关节在活动的时候就会出现杂音，如果这个表现没有积极得到控制，那么就会损伤关节盘的韧带，让韧带越来越长，从而失去弹性，这样一来就会让关节盘出现变形的状况，并且这种变形是没有办法自动恢复的，这就是所谓的不可复性盘前移位。

老年人由于牙齿的磨耗较重,致使上下颌垂直距离不足引发颌关系异常,导致颞下颌关节紊乱的发生。建议患者在发现以上表现的时候重视起来,尽快到医院,根据医生的指导进行相关处理。患者可以使用关节腔冲洗术和关节镜手术进行治疗,也可以使用中医疗法。病症治疗之后,患者还应该注意颞下颌关节部位的保护,尽量不要张大口,饮食方面要选择便于咀嚼的。

简单的保健法

● 尽量不吃或少吃质地坚硬的食物,养成合适的饮食习惯。

● 重视口腔和牙齿功能的保持和维护,遇有疼痛、缺牙等口腔问题,及时前往专业的口腔医院就诊,减少因为牙齿缺损和缺失造成的继发性的颞下颌关节紊乱的发生。

● 口腔清洁与护理需要长期坚持,良好的口腔卫生习惯对口腔健康至关重要。

18. 笑气麻醉摆脱"补牙恐惧症"

生活实例

李奶奶最近一直茶饭不思，整个人没有精神，还瘦了好多。街坊邻居出于关心一问才知道：原来李奶奶前一阵子牙齿疼痛，看过医生后说得了牙髓炎，需要抽牙神经。李奶奶对抽牙神经心存恐惧，害怕疼痛，又无法正常进食，导致精神不佳，体重下降。

"补牙恐惧症"困扰着不少患者，许多人明明发现了牙病问题，却因为害怕疼痛、涡轮手机的声音，或因为无法长时间张口、咽反射敏感容易呕吐等生理不适，始终无法鼓起勇气来牙体牙髓科就诊。

舒适化牙体治疗脱胎于笑气在口腔科的应用，至今已有 60 多年的历史。笑气辅助治疗目前依然是欧美国家儿童口腔首选的辅助治疗手段，已被证明足够安全和有效。笑气即一氧化二氮（N_2O），于1889年在英格兰首次用于麻醉患者，可减轻焦虑，缓解痛苦。笑气和氧气的混合物通过特殊麻醉装置给予患者鼻导管吸入，患者可以很快产生放松的感觉。更重要的是，患者可以保留足够的清醒意识的同时，表现出对牙体治疗的不恐惧感，喉咙的不适感也极大减轻了。

相比以往的传统全身麻醉下牙体治疗，笑气麻醉不需要住院，患者可以保留清醒的意识，麻醉后的恢复期也非常短，是更加安全便捷的选择。在此状态下，患者只需要张开嘴巴配合医生的治疗，牙体治疗的过程也许就在闭目养神的一小会儿就结束了。整个治疗过程在门诊椅位完成，有麻醉科医生陪同，心电监护呼吸、心率和血压，治疗结束后很快便可从麻醉状态苏醒，短暂观察后便可以离院。

舒适化牙体治疗主要针对两大类人群。

第一类是对口腔内治疗有恐惧感的患者，比如惧怕涡轮手机的"滋滋"声音，这被某些患者称为"电钻钻牙齿"。还有对牙齿酸痛非常敏感的患者,往往在去除龋坏的过程中产生非常疼痛的感觉。笑气麻醉下,患者被有效镇静,恐惧感被有效减轻了。

第二类患者天生有很强烈的咽反射,口腔内或者喉咙处一点点水的存在也会导致呕吐。然而,涡轮手机切割牙齿需要水冷却降温,喷出的水难免会停留在患者的口腔内,触发患者的恶心干呕。这类患者从小便饱受口腔治疗的痛苦,无法配合医生的治疗,逐渐变得抵触口腔治疗,牙齿的龋坏也变得更加严重。在笑气麻醉下,患者的咽喉肌肉保持松弛,对水等异物的刺激感极大地减轻了,不再有恶心的感受。医生也获得了更多的操作时间和空间。

在麻醉科医生的陪同下,笑气非常安全。在合适的剂量下,大部分非严重性系统性疾病,如糖尿病、常规心脑血管疾病的老年患者都可以选择舒适化牙体治疗。牙体牙髓科门诊检查确定是否适合后,即可预约舒适化牙体治疗。

部分疾病不适合舒适化牙体治疗,如严重的呼吸道阻塞或者鼻腔疾病,会干扰鼻吸入笑气麻醉的过程。此外，还有严重的哮喘和精神疾病。

简单的保健法

● 有病早治，无病早防。

● 定期到正规的口腔医疗机构进行检查，不但能够预防口腔疾病的发生和发展，而且对于减少患者就诊时的不适和经济支出均有很大帮助。

● 保存每颗能治疗的牙，切忌轻易拔除。

● 选择能够开展舒适化治疗业务的专业口腔医疗机构就医，舒适化治疗是较为专业的治疗手段，特别是针对老年患者，需要经过专业的医疗人员对患者状态和治疗方案评估后开展。

第二部分　及时治疗口腔疾病，
保留更多天然牙

 19. 牙齿变黑要注意

生活实例

　　有一天刘阿姨洗漱完毕，照镜子整理仪容时，突然发现门牙的缝里有点隐隐发黑。她心想：牙缝怎么变黑了？没有发现中间塞什么食物残渣呀。难道是蛀牙了？可是平时没有任何感觉啊。经过几天的犹豫，带着心中的疑虑，刘阿姨最终还是去口腔医院就诊。刘阿姨将心中的疑问告诉了医生，医生经过口腔检查和拍摄牙齿的 X 线片后，确认了门牙中变黑是因为蛀牙引起的。所幸发现及时，经过一次就诊，当天就将牙齿补好了。

牙齿发黑可以分为好几种情况。

（1）牙面整体暗沉或呈现条带状暗纹：这种情况多见于四环素牙。四环素牙是由于在20世纪70～80年代，儿童在牙齿发育期摄入了四环素类药物，使其沉积到牙本质组织，使得牙齿着色。但随着医疗水平的发展和科学知识的普及，孕妇以及婴幼儿已经很少有机会接触到四环素类的药物了，因此这种现象也随着时代的进步而逐渐减少了。

（2）牙面在靠近牙龈部位呈现片状的黑色或褐色斑块：此类情况多见于外源性的色素沉着。这里的色素沉着是指由于口腔经常接触到的食物、药物、饮料或者某些附着在牙齿表面会产生黑色素的细菌作用以后才形成的。茶和咖啡等深色的饮料是引起老年人牙齿着色的主要因素，除此之外，某些药物如补铁制剂，甚至长期使用某些漱口水也有可能会形成色素附着。

（3）牙齿靠近牙龈的地方出现黄色、褐色或黑色的粗糙斑块：如果这种斑块突出于牙齿表面，那么极有可能是牙结石。此时需要通过洗牙及时去除。但是对于老年人，如果这种斑块低于牙齿表面,是个凹下去的洞,平时遇到冷热刺激,这个部位还会感觉到酸痛,那极有可能是牙颈部、牙根龋坏或缺损,这种情况需要医生进行补牙。

(4)口腔后面磨牙咬合面发黑:如果看到口腔后部磨牙的上面出现了黑线、黑点,此时要引起注意了,龋齿可能在慢慢发展中。这些沟沟槽槽发黑也有可能是色素沉着的表现,但是如果不引起重视,任其发展,也是有可能最终发展成蛀牙的。有时这些黑线、黑点看着很细小,但由于牙齿内部牙本质位置排列的关系,引起蛀牙的特殊细菌沿着牙本质深入扩展,形成的龋洞有时深不可测,这种潜掘性的龋损表现为口小底大,形状有点类似于烧瓶,若听之任之,最后会变成细菌的乐园,越造越大。因此,一定要尽早发现、尽早治疗。

(5)牙齿和牙齿相互邻近的牙面隐隐约约发暗:平时刷牙的时候应该会注意到,我们通常刷得到的只有牙齿的3个面,外侧面、内侧面和咀嚼面。但每个牙齿互相排列的时候都还有两个紧挨着的面是牙刷无法刷到的。细菌是肉眼无法观察到的微生物,牙缝里没有牙刷的"定期打扰",实在是它们理想的"家园"。这些细菌会在这里大量繁殖，相邻的两颗牙齿也会很快发展为蛀牙。

 简单的保健法

● 老年人由于增龄性的牙龈萎缩、牙槽骨吸收，常常会导致由于邻面蛀牙引起的牙齿变黑，一定要引起充分的重视，在不确定原因的情况下及时就医，咨询专业人员的意见和建议。

● 每天按时刷牙，饭后及时通过牙线、间隙刷和冲牙器等手段清洁牙齿的各个位置，能够有效地防止蛀牙和色素沉着等原因引起的牙齿变黑，起到有效的预防保健作用。

 20. 正确刷牙，避免楔状缺损

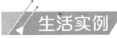 生活实例

随着温度的降低，王阿姨感觉自己的牙齿酸

疼,特别是早上刷牙碰到冷水时尤其严重,在外面都不敢张嘴,吸气时牙根"酸爽"的感觉真是让人难以忍受。

王阿姨照镜子发现,原来很多牙齿的牙根和牙龈交界的地方都出现了一道深深的沟槽,一碰就非常酸痛。她大惊失色,马上去口腔医院。经过医生的检查和诊断,原来王阿姨的症状都是由于长期不正确的刷牙方式导致牙齿"楔状缺损"引起的,经过医生的充填治疗,酸痛的症状很快得到了缓解。

牙齿楔状缺损简称"楔缺",是一种非常常见的口腔疾病。由于它外形酷似木匠用的楔子,因此称为楔状缺损。与普通蛀牙不同,牙齿楔状缺损的主要原因是经过长期用力横向刷牙,由于牙颈部的特殊结构,同时在酸性物质侵蚀和咬合应力疲劳等因素作用下,造成唇颊侧牙颈部硬组织的渐进性丧失。典型的缺损由两个夹面组成,口大底小,呈楔形。

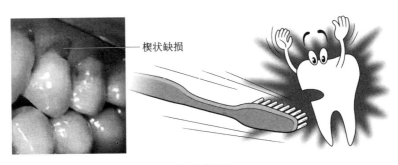

楔状缺损

楔状缺损

　　楔状缺损的常见临床表现有牙齿遇到冷热酸甜时产生刺激痛,张嘴吸气时、刷牙时冷水刺激等牙齿会隐隐作痛,冬季感觉尤其明显,大部分患者因为出现上述症状时就诊。楔状缺损好发于第一前磨牙,位于牙弓弧度最突出处,刷牙时受力大,次数多,缺损一般有牙龈退缩。随着缺损越来越大,出现敏感甚至自发痛的症状,严重者可导致牙齿折断。年龄愈大,楔状缺损愈严重。

　　缺损较小或浅的楔状缺损,无症状,可不必治疗。如果有酸痛等牙本质过敏者,可用药物脱敏的方法,使症状得到缓解。过大、过深的缺损,可用充填的方法进行修复。充填材料可以隔绝一部分外界的理化刺激,达到减轻症状的目的,同时还可以恢复牙齿的外形,延缓缺损的发展。部分患者由于严重的楔状缺损已导致不可逆的牙神经损伤,可进行牙髓治疗,然后根据牙齿缺损的情况选择合适的方法进行修复。选择合适的牙刷,使用正确刷牙方法,刷牙时不要过分用力,都可以有效地避免或减缓楔状缺损的发生和发展。

简单的保健法

● 学会正确的刷牙方法是避免楔状缺损的最好办法。

● 选择合适的牙刷,避免经常进食酸性的食物,不要经常咬很硬的东西都对减缓楔状缺损的发展具有一定的作用。

● 楔状缺损发病率高,患者群广,如果置之不理也会发展至牙髓坏死甚至牙齿折裂,一定要引起重视,及时就医。

21. 牙齿有蛀洞,补要分情况

　　最常导致牙齿上出现"洞"的原因就是常说的"蛀牙",即医生所说的龋齿。龋齿是口腔常见病,为慢性发展过程,牙齿上的微生物可以通过含糖食物产酸,这些酸能导致牙体硬组织脱矿,随之在细菌、个体饮食习惯、口腔环境等因素共同作用下,牙体硬组织发生进行性破坏,最终导致牙齿龋洞的形成。临床上常分为浅、中、深龋三个阶段,浅龋的牙齿会出现黄褐色斑块,随着牙齿被不断破坏、崩解,发展到中龋时才逐渐形成明显的龋洞。

　　浅龋时无明显不适,中、深龋的牙齿会对冷、热、酸、甜刺激敏感,严重时,食物残渣进入龋洞会有明显疼痛感,从而不敢用患侧牙咀嚼。以上症状亦会随着刺激的去除而消失。牙齿一旦发生龋坏,是不能进行自行修复的。大部分蛀牙被发现时,已经形成龋洞,常规可采用充填治疗术或嵌体修复治疗,以恢复牙齿形态和功能。

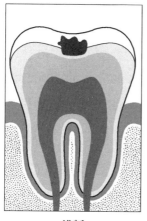

浅龋

龋坏限于釉质或牙骨质，一般没有疼痛反应，仅能发现牙齿色泽的改变。

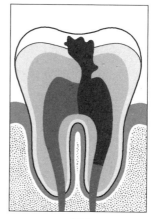

中龋

龋坏侵入牙本质浅层，有冷、热、酸、甜激发痛和探痛。

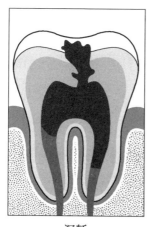

深龋

龋坏侵入牙本质深层，但未穿髓，一般均有激发痛和探痛，无自发痛。

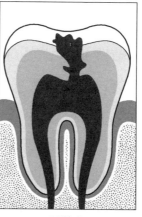

牙髓炎

除了刺激引起的疼痛，还会有严重的自发痛，最终导致牙齿缺失。

龋齿的程度

然而,由于老年人牙体组织的增龄性变化,很多时候牙齿上出现龋洞时,牙齿内部的牙神经早已坏死,只不过因为老年人神经的敏感度下降,导致他们并不会产生剧烈的疼痛。而随着牙髓感染进一步发展,炎症可波及牙齿根尖部及周围组织,演变为根尖周炎。此时,大多数患者的主要症状为咬物不适、咀嚼无力、牙龈肿包,甚至牙齿松动。如果想保存患牙,简单地把洞补起来已经解决不了问题了,只有进行完善的根管治疗,才能尽可能保存患牙。

　　根管治疗术是治疗上述疾病的首选方法,它是通过清除根管内的坏死物质,进行适当的消毒,充填根管,以去除根管内感染物质对根尖周组织的不良刺激,防止发生根尖周病或促进根尖周病变愈合的一种方法。由于技术和材料的发展,根管治疗的临床成功率为86%～98%。

　　需要注意的是,根管治疗要经过3～5次的复诊,每次复诊的内容都不一样,需要一定的配合才能更好地完成治疗,例如较长的张嘴时间,必要的拍片检查及术后的注意事项等方面。即使根管治疗的成功率较高，但是由于老年人根管存在钙化的概率大，龋齿导致牙体组织破坏较多等特点，该治疗方法仍存在很多风险，比如根管治疗器械的折断、钙化根管无法疏通及根尖感染加重等。

随着手术显微镜和显微根管治疗器械的不断改进，显微根管治疗技术已在临床广泛应用。与传统根管治疗相比，显微根管治疗可以提供充足的光源进入髓腔和根管，能够帮助医生清晰观察术区情况，精确定位手术位置，直观把握操作过程，从而提高根管治疗的质量。

当发现有蛀牙时，并不能直接行简单的补牙治疗，需要口腔医生通过详细的临床检查，结合患

简单的保健法

● 及时转变"只要牙齿不痛就没问题"的错误观念，而是争取早期发现、早期治疗，最大程度保留天然牙，在医生的指导下，选择最有效、最合理的治疗方式。

者自述的症状表现,综合判断牙齿整体情况,最终选择最适合的治疗方式。一味想要通过拔牙解决问题的想法也是不可取的。

 ## 22. 根管治疗解决牙痛大问题

俗话说"牙痛不是病,痛起来要人命"。牙齿虽然只是小小的一颗,可是痛起来会很大程度上影响我们的日常生活和工作学习。

牙齿疼痛,痛到夜间无法入睡,这可能是急性牙髓炎在"作怪",那么是不是只能拔掉呢?对于首次就诊患者,医生会进行术前告知,通过图片模型或者 X 线片告知我们牙髓炎发展的过程。

牙髓炎多由龋病进展而来,牙体感染是牙髓感染最常见的感染途径,由最初的龋齿进行性破坏至牙体深层,从而引起牙髓的感染。医生会仔细检查患牙,结合 X 线片向我们讲述对于此类情况可以通过根管治疗解决患牙疼痛问题,如果将有保留价值的牙齿拔除,后期的修复需付出不必要的代价。急性牙髓炎典型的临床表现为阵发性自发性疼痛,温度刺激引起或加重疼痛,疼痛不能定位,沿三叉神经分布放散,疼痛常在夜间发作或加重。

对于急性牙髓炎的治疗,需要周期性来诊,约为三次,间隔期为一周。第一次的治疗内容大概为在麻醉的前提下做根管治疗,取出感染的牙神经,清理牙髓感染组织,进行感染根管的预备、消炎、充填,解决疼痛问题。首次就诊后会有轻微不适,为正常情况,勿担心。第二次复诊为根管换药,持续性消毒,此次复诊后不适症状几乎为零。第三次复诊为充填牙齿空管,诊疗结束后会有轻微胀感。每次诊疗结束后,医生会告诉我们勿用患侧进食太硬的食物,防止牙齿劈裂。

牙齿急性疼痛也可由急性牙乳头炎、三叉神经痛急性上颌窦炎、干槽症、急性根尖周炎引起,就诊时医生会进行鉴别诊断。

简单的保健法

● 正所谓"小洞不补,大洞吃苦",牙齿在剧烈疼痛之前,往往有症状,我们应尽可能地定期检查牙齿,同时日常应养成良好的口腔卫生习惯。

 ### 23. 塞牙很严重,要从根本解决

食物嵌塞会让我们感到很不舒服,部分患者因牙缝比较大,塞牙会更加严重。在去医院就诊时,我们应该将不适症状的起止时间,除了塞牙还有哪些不适告诉医生。医生在检查时会借助内窥镜和 X 线片告知我们塞牙的原因、现阶段的影响以及进一步发展的危害。

嵌塞分为垂直性嵌塞,即牙槽骨垂直性吸收(邻接点破坏)以及水平性嵌塞(老年人牙龈萎缩)。如果是龋病(邻面龋)引起的,那么需要去腐充填,恢复邻接,当充填方式无法恢复正常邻接关

系时可考虑嵌体修复。如果是细菌感染性牙周病导致的刷牙出血、牙龈肿胀的最初症状不明显，当出现明显不适时，牙槽骨多有吸收。

牙周病是发生在牙齿周围组织的炎症性疾病，很多人认为只要用些药物或者洗牙就可以治愈了，其实不然。牙周病的治疗应该是系统性的，包括基础治疗、手术治疗、修复和正畸治疗、维护期四个阶段。这是重建和维护牙周健康的一整套过程。

治疗方面，医生首先会进行口腔卫生指导，包括牙菌斑和牙周疾病的关系，强调清除牙菌斑的重要性以及方法，要学会正确的刷牙方法以及正确使用牙线、间隙刷等清洁工具。我们自身应该重视起来，并学习掌握有效的口腔卫生维护方法，纠正不良行为习惯。

牙周基础治疗是每一位牙周病患者最基本的治疗。龈上洁治、龈下刮治及根面平整是最重要的环节，就好比对牙齿表面和牙根表面从上到下，做一次大扫除，彻底消除局部刺激因素，并在牙周袋内局部用药。根据情况还会进行暂时性松牙固定，调𬌗减轻个别牙负担等治疗措施。对于基础治疗效果不好的牙位，还需要进行手术治疗，在直视下清创，修整骨外形，以利于自洁。在全口牙周炎症得到控制的条件下，可以对缺失的牙齿以及移位的牙齿进行修复和正畸治疗。最后，还应定期进行专业的维护。维护复查间隔根据牙周炎类型、严重程度、依从性、全身健康状况等综合因素确定，一般至少6个月复查一次。

简单的保健法

● 对于牙齿出现的不适症状应及时处理。

● 刷牙是保持口腔卫生的重要方法，养成每日刷牙的良好习惯，掌握正确的刷牙方法可去除菌斑和软垢，使用牙线或冲牙器清洁牙齿，对除去牙间的食物残渣都有很好的作用。

● 对于食物偏好应视自我口腔情况，尽量少吃硬质食物如坚果类，减少牙齿磨耗，如有不适应及时就诊。

因磨损不均形成锐利的釉质边缘和高陡牙尖,充填式牙尖造成对颌牙齿食物嵌塞导致的病理性磨损,治疗上需对不均匀的磨损需做适当的咬合调整,磨除尖锐牙尖和边缘,恢复正常的接触关系和重建咬合排溢沟。

治疗硬组织缺损的牙外伤用充填法修复,具体应根据病情条件,如若需要根管治疗或冠修复者依据实际情况酌情而定。

 ## 24. 一侧脸痛的四个原因

牙齿痛引起一侧脸疼痛可能由以下四种常见口腔疾病引起。

（1）牙髓炎：经由龋洞进行性破坏,继而神经感染,出现疼痛,临床上急性牙髓炎大多为慢性牙髓炎急性发作而来,典型疼痛表现为剧烈疼痛,阵发性的自发性疼痛,不能定位,有发散性疼痛,有致牙髓炎的因素（龋、非龋、牙周炎等）温度测试引起剧痛,早期间歇性,晚期持续性,时间长,可通过根管治疗和冠修复治疗患牙。

（2）智齿冠周炎：局部症状初期自觉磨牙后区肿胀不适，进食咀嚼、吞咽、开口活动时疼痛加重，当炎症遍及咀嚼肌时出现牙关紧闭，张口困难，相邻第二磨牙可有叩击痛、龋坏，通常有患侧面部肿胀，淋巴结的肿胀、压痛。严重时可出现全身症状，表现为不同程度畏寒、发热、头痛、全身不适、食欲减退及大便秘结，白细胞总数稍有增高、中性粒细胞比例上升。急性期要采用消炎、镇痛、切开引流、增强全身抵抗力为主的治疗措施。当炎症转入慢性期后，对于不可萌出的阻生牙应尽早拔除，以防再感染。

（3）三叉神经痛：是指在三叉神经分布区域内出现阵发性电击样剧烈疼痛，中老年女性多见，春季和冬季多见，多数为单侧。疼痛呈周期性发作，每次发作期可持续数周或数月，历时数秒至数分钟，间歇期无任何疼痛症状，疼痛可由口腔或颜面部的任何刺激引起。疼痛也可自发，发作时常伴有颜面表情肌的痉挛性抽搐，无夜间痛，无冷热刺激痛。治疗患牙无效，止神经痛药有效，治疗原则为循序渐进。三叉神经痛如属继发性，应针对病因治疗;如属原发性三叉神经痛可使用药物卡马西平(首选)、苯妥英钠、氯硝西泮等;理疗;针刺疗法;封闭疗法;半月神经节射频温控热凝术等。

（4）干槽症：此疾病有明确的拔牙史,一般出现在拔牙后 2～3 天,剧烈疼痛并向耳颞部、下颌区和头顶放射,一般镇痛药物不能止痛。医生检查后可见拔牙窝空虚,或有腐败变形的血凝块,腐臭味强烈。在麻醉的情况下,医生对拔牙窝进行彻底的清创,填塞碘仿纱条隔绝刺激,消炎止痛。

简单的保健法

● 对于智齿问题,无保留价值时应及时拔除,炎症期间更应重视口腔卫生,防止发生感染。

● 对于三叉神经痛,在积极治疗的同时,保持良好心态。

● 拔牙后应注意休息,保持口腔卫生,预防干槽症的发生,若出现拔牙后剧烈疼痛应及时就诊。

25. 牙又痛又松动，小心牙根尖周炎

牙痛可由多种口腔疾病引起，如果牙痛反复发作，呈钝痛症状，且伴有牙齿发木、伸长感，在咬紧患牙时，牙痛和不适感又会有所减轻，那么就要引起注意，有可能是牙根尖周炎。

根尖周炎是临床常见的口腔疾病，牙髓炎发展到晚期时就会引起根尖周炎。急性根尖周炎发作时，最常见的症状就是牙痛可伴有牙齿松动症状，有时还伴有患侧脸部的肿胀、疼痛。如果没有及时治疗，慢慢会形成化脓性病灶，即牙根部位所对应的牙龈上出现脓包。

对于急性根尖周炎，首要的是缓解根尖部压力，解除疼痛。医生会进行应急处理：避开肿胀部位进行局部浸润麻醉，阻滞麻醉更优；正确开髓，通过固定患牙减轻患牙疼痛；用过氧化氢液和次氯酸钠交替冲洗，所产生的泡沫可带走堵塞根管的分泌物；在髓室内置无菌棉球开放髓腔，待急性炎症消退后再作常规治疗。一般在开放引流

2～3天后复诊；颊侧已形成脓肿的可切开排脓；急性根尖周炎在骨膜下或黏膜下脓肿期应在局部麻醉下切开排脓。时机的掌握应该是在急性炎症的第4～5天，局部有较为明确的波动感。当不易判断时，医生会行穿刺检查，当脓肿位置较深时，可适当扩大切口，放置引流条，每日更换一次，直至基本无脓时撤出。通常髓腔开放可与切开排脓同时进行，切开时机的掌握要视患牙的具体情况而定，不能单纯受时间的限制。

常规调𬌗以减轻患牙的咬合不适。急性根尖周炎浆液期活髓多由外伤引起，医生会调𬌗磨改使其减少负担，得以休息。通过磨改，牙髓及根尖周症状有可能消除。死髓牙治疗也应常规调𬌗磨改，除缓解症状外，还可以减少牙齿纵折的机会。操作过程中应注意固定患牙。

对于根管外伤和化学药物刺激，应取出刺激物，反复冲洗根管，重新封药，避免外界污染或再感染。如因根管充填引起，应检查根管充填情况。

在临床治疗中，通常采用口服的途径给予抗生素类药物以促进根尖部炎症的消退，减轻全身

第二部分 及时治疗口腔疾病，保留更多天然牙

的不适症状。必要时口服止痛药。

针对无保留价值的急性根尖周炎患牙,医生会进行急性炎症期拔牙,经牙槽窝引流,以迅速缓解患者疼痛。为了防止炎症扩散,必须同时配合全身用药,如已形成骨膜下脓肿,以引流为目的的拔牙就非急需,可待急性症状消退后再进行。

 ## 26. 牙龈上鼓脓包,不能只吃消炎药

所谓的牙龈脓包,实际上就是瘘管,通俗来讲就是牙根的炎症要渗出,就要通过疏松的组织。

慢性根尖周炎的共同临床表现是一般无疼痛症状,有时有咀嚼乏力或不适,多有牙痛史、治疗史及反复发作肿胀史。患牙多有深龋、充填体或其他硬组织疾病,牙髓多已坏死,牙冠变色,叩诊不适,有时有异样感。对电诊、温度诊无反应。X线片检查见患牙根尖部的透射区是诊断依据。

慢性根尖周炎根据病变特征分为根尖周肉芽肿、根尖周囊肿、慢性根尖周脓肿和致密性骨炎这4个类型,但不同类型的慢性根尖周炎又有各自

特征。

（1）慢性根尖周肉芽肿：是慢性根尖周炎的主要病变类型。一般无疼痛症状，有时有咀嚼乏力或不适。患牙多有深龋，牙髓多已坏死，牙齿变色，失去透明度，对冷、热诊及电诊均无反应，叩痛（－），但有时有异样感或叩痛，X线片示有根尖周的骨质破坏区，即围绕根尖部的圆形或椭圆形边界清楚的透射区。

（2）慢性根尖周脓肿：由长期持续的炎症引起的。脓液穿通骨和口腔黏膜，并通过口腔黏膜或上皮的瘘管流出。这些通到表皮的瘘管通常可能作为皮肤损伤而被错误处置。此外，瘘管也可能存在于牙周并通过龈沟引流。瘘管可以部分或完全地被上皮所包绕，这些上皮又被炎性结缔组织包围。临床诊断显示牙髓电活力测试结果为阴性。除非瘘管闭合，否则叩诊和触诊通常都不会引起疼痛。放射学检查，根尖周组织表现从无变化到发生明显变化。

无窦型慢性根尖周脓肿症状与慢性根尖周肉芽肿大致相同，多无自觉症状。有窦型慢性根尖周脓肿患牙根尖的颊、唇侧可见窦道口,窦道口也可能开口于远离患牙的位置,应仔细检查。X线片示根尖部边界模糊的透射区,透射区周围骨质低密度较疏松。

(3)慢性根尖周囊肿:是由慢性根尖周肉芽肿或慢性根尖周脓肿发展而来的。根尖囊肿生长缓慢,多无自觉症状。囊肿大小不等,X线片示患牙根尖有圆形透射区,边界清楚,周围有白线围绕。

(4)慢性根尖周致密性骨炎:一种防御性反应。X线片示根尖部局限性不透射影像,骨小梁组织结构与正常骨差别很小。患者无自觉症状,根尖部也无反复疼痛、肿胀史,只有X线才能发现。

根管治疗是治疗慢性根尖周炎的首选方法,因为大多数慢性根尖周炎的患者牙髓坏死,通过清除根管内的坏死感染物质,进行适当消毒,并进行根管充填,可促进根尖组织病变愈合。主要感染物质位于根管内,故去除感染物质才会消除症状。当口服消炎药物时,为全身性用药,未去除主要感染牙髓,会有所缓解,但无法治愈。通常没有症状的根尖周致密性骨炎不需要治疗。对于已出现根尖周肉芽肿及根尖周囊肿必须根管治疗后再行根尖手术,去除肉芽肿或囊肿。

 简单的保健法

● 对于口腔内已出现的问题,都应积极及时治疗处理。养成良好的口腔卫生习惯及定期的口腔健康检查,这样不仅可以避免出现较重的口腔问题,同时也可以节约大量的时间和精力。

● 口腔是身体的一部分,良好的咀嚼进食是保持身体健康的重要部分。

27. 刷牙出血,小心牙周病

生活实例

李阿姨最近有点烦心事。她发现每天早上刷牙时,总是发现牙刷上有血迹,漱口时也混着血丝。这让她有些恐慌，不知道血从哪里来的。对着镜子仔细检查了一番，她发现自己牙龈是暗红色的，每次刷完牙，牙龈就会往外渗血，漱漱口，过了一会又自行止住了。后来，她又发现，吃比较硬的东西时，比如苹果、花生之类，牙龈也会出血。她怀疑是牙刷太硬了，伤到了牙龈，就不敢刷牙了。没想到，不刷牙更糟糕了，牙龈直接肿了起来，随便什么东西一碰，就流血不止。

刷牙时出血其实是牙周组织发炎的表现，即牙周病。牙周病是指发生在牙支持组织（牙周组织）的疾病，包括仅累及牙龈组织的牙龈病和波及深层牙周组织（牙周膜、牙槽骨、牙骨质）的牙周炎两大类。

牙周组织就是指牙齿周围的组织，包括牙龈以及牙龈包裹下的骨质，即牙槽骨为牙根附着的地方。如果把牙齿比作一棵树，牙周组织就好比大树的土壤，是树根依附的组织。牙周病的问题不是大树出问题了，而是土壤有问题，水土流失了，造成了大树的根基不牢固。

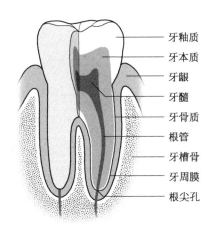

牙釉质
牙本质
牙龈
牙髓
牙骨质
根管
牙槽骨
牙周膜
根尖孔

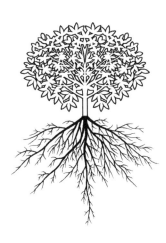

　　牙周病的病因比较复杂，可以分为局部和全身两方面的因素。局部因素具有相当重要的作用，全身因素可影响牙周组织对局部刺激的反应，两者之间有密切关系。菌斑是引起牙周病的主要致病因素。牙菌斑是指粘附于牙齿表面的微生物群，不能通过漱口、水冲洗等去除。另外，附着在牙齿上的牙石、牙齿位置错乱，不正常咬合的创伤，食物嵌塞等，也是牙周病发展的促进因素。

　　牙周病有许多比较有特点的表现，包括牙龈出血、牙龈红肿化脓、牙齿松动等。牙龈出血是牙周病相对早期的表现，也是患者来就医的最常见原因。这个时候往往伴随着牙龈颜色和质地的改变。

正常的牙龈是粉红色的,质地坚韧,发炎时会变成暗红色,质地比较松软,表面光亮,还会有牙龈的糜烂。

刷牙时出血是牙周病的早期表现。牙周病的发展趋势是牙齿松动,脱落,牙周炎是牙齿缺失的最主要原因,而且在疾病的发展过程中,伴随着肿痛、化脓等问题,影响患者正常的生活,大大降低生活质量。在疾病的早期,积极治疗,认真刷牙,能更快地控制出血的问题,还可以避免出现更大的损伤。

28. 牙缝越来越大,不是补起来就好了

生活实例

王先生最近感觉牙缝越来越大,吃什么东西都塞牙,吃完饭要用牙签剔半天,如果不及时清理,牙龈还会肿痛出血。他照着镜子看了半天,发现牙缝确实比以前大了。他突然想到:"我请医生把牙缝补起来,不就不塞牙了吗?"他兴冲冲地来到医院,把自己的情况和要求讲了一下。谁知,医生拒绝了他的要求,告诉他牙缝不能补。王先生

又是郁闷又是生气,觉得自己的方案没有什么问题,为什么得不到医生的认可?

正常情况下,牙缝是天然存在的。牙缝变大,一般是因为牙周炎症造成牙齿周围的骨质吸收,牙龈萎缩,牙根暴露,牙间隙也就随之暴露,再加上骨质吸收,间隙就会越变越大。

另外,一些特殊的原因也可以造成局部牙缝增大。牙齿之间的接触异常也会造成局部食物嵌塞刺激,导致牙龈炎症,发生萎缩,引起牙间隙变大。此外,当两个牙之间没有了正常接触也会造成牙缝增大,常见的原因有牙齿松动、移位,牙齿形态或位置异常,牙齿上的修复体不合格造成刺激,牙齿邻面或者牙根龋损,牙面过度磨损。

造成牙缝变大的原因很多,需要具体问题具体分析,针对性地解决。对于牙周病引起的牙间隙增大,我们应该学习使用牙线和牙间隙刷进行牙间隙的清洁,这虽然不能把露出的间隙充填起来,但是保证间隙不再继续增大的必要措施。此外,应该定期进行牙周维护和治疗。对于特殊因素造成的牙间隙增大,我们应该及时就医,对缺损的牙和缺失的牙进行修复,防止牙齿移位,缝隙进一步增大。

 简单的保健法

● 保持口腔卫生,及时使用牙线、牙间隙刷等剔除嵌塞物。

● 定期检查,积极进行牙周治疗,控制牙龈萎缩。

● 因修复牙齿时未形成良好的邻面接触可拆除重新进行牙体修复。

● 对于重度的牙体磨损,可以考虑冠修复恢复外形。

● 及时修复缺失牙齿,避免周围牙齿移位,造成牙间隙过大,食物嵌塞。

 29. 咬东西疼痛且无力,找到病因很重要

牙齿没法咬东西,要么咬上去就痛,要么感觉牙齿咬什么都使不出力,虽然不是痛到不能吃、不能睡,但确实十分影响生活。一般来说,咬东西疼痛或者无力会主要有以下几个原因。

（1）牙周病伴发症状：常见的口腔疾病是引起成年人牙齿丧失的主要原因之一。牙周病是指发生在牙支持组织（牙周组织）的疾病。随着牙周病的发展,牙周支持组织越来越少,牙齿的根基也越来越差,久而久之,牙齿出现松动,就会感觉咬东西时牙齿无力甚至疼痛。就如一棵大树,水土严重流失,树根暴露了,自然就不稳固了。

（2）咬合创伤：在上下咬合时,若咬合力过大或方向异常,超越了牙周组织所能承受的力量,致使牙周组织发生损伤的咬合,就是创伤性咬合。因为不正常的力量,造成牙齿周围组织的不规则变化,形成更容易发炎的环境,造成局部牙周病的恶化,引起牙齿松动,牙龈反复肿痛化脓,也会产生咬物疼痛的问题。

（3）根尖周炎：基本机制是龋齿、创伤、牙周病等原因造成牙齿内部的细菌感染,进而感染扩至牙根外,造成根尖周围组织的破坏。根尖周炎会引起牙齿松动,咬物疼痛,在经过治疗(根管治疗等),控制感染后,这些症状能得到有效的缓解。

(4)食物嵌塞:由于牙齿外形变化,位置移位,相邻牙出现缝隙等原因,造成食物碎块或纤维

简单的保健法

● 定期进行牙周检查、治疗,保持口腔卫生,延缓牙周病的发展。

● 针对根尖周炎,临床上有许多行之有效的解决办法。比较常用的是根管治疗。规范的根管治疗成功率是比较高的,对于根管治疗效果欠佳的牙齿,可以考虑根尖手术、拔除等方法来控制根尖的炎症。

● 对于咬合创伤、食物嵌塞等问题,也要根据检查情况,调和、充填、牙冠修复等方法处理。这里的充填修复指的是对根面龋损,牙体缺损进行的修复,不可以直接把材料填进牙缝里,这样会造成更严重的问题。

被压入相邻牙间隙中，叫做食物嵌塞。食物嵌塞可以引起牙龈肿痛，牙周骨质吸收，牙根龋损等问题，并会伴发咬东西疼痛。

30. 嘴里出血、流脓，小心牙周病已到晚期

生活实例

　　高先生最近总是出现牙龈肿痛，还看到自己嘴里有脓血，有时会出现难忍的跳痛，牙齿看上去整个浮出来，咬上去会钻心地痛。吃几天消炎药会好一些，但时不时又痛了。这种情况以前也有过，但是最近一年，发作的频率明显高了。

　　在牙周病的不同发展阶段，伴随着各种不同的症状。在牙周病早期，出现最多的症状就是牙龈出血，比如刷牙时出血，咬硬物时出血。这个阶段不会出现明显的疼痛，很多人也不大会在意。随着疾病的发展，会出现咬东西无力或者疼痛，牙

齿松动等问题。渐渐地，牙齿松动明显加重，反复出现牙肉化脓。这时，一些患者会认为是牙龈"上火"发炎了，吃点消炎药就会好，结果吃了好几天的药也没见脓肿消去，这才来医院就诊。这种情况被称为牙周脓肿。

牙周脓肿是牙周病发展到晚期的一个常见症状，原因是牙周的深部组织出现局部的化脓性炎症。患者的主观感受就是牙肉肿痛，流脓流血，患牙有"浮起感"，松动、疼痛明显，严重的时候还会出现发热等症状。

另外，一些全身系统性的疾病和牙周病的发展密切相关，也会加重牙周病的症状，正所谓"牵一发而动全身"。研究显示，牙周病与心血管疾病、糖尿病、呼吸系统疾病、免疫系统疾病等密切相关。研究发现，牙周脓肿和糖尿病具有相关性，也有学者提议牙周脓肿可以作为老年糖尿病的口腔临床诊断标准。

由此可知，牙周脓肿是牙周组织长期发炎造成的结果，也和全身的健康状况有关。虽然这种肿痛不是一直存在，但是炎症并不会自己消失，出现这种情况，要引起重视，及时检查，及时治疗。

简单的保健法

● 建议定期接受牙周检查，定期治疗，把疾病控制在可控范围内。

● 由于牙周病与许多慢性疾病具有相关性，在积极治疗心血管疾病、糖尿病等慢性疾病的同时，加强牙周病相关知识了解，积极配合牙周治疗，对于疾病控制，身体康复都具有积极作用。

31. 舌头火烧一样痛，不要太紧张

生活实例

王奶奶的舌头反复痛了 3 年多，像被开水烫过一样，治疗也不见效果。她以为是得了"舌癌"。如此日复一日，使她的老胃病又犯了。她担心癌症缠身，日不思饮，夜不能寐，人慢慢地消瘦了

许多。经过全身检查，身体没有太大问题，血糖很正常，其他指标也没有异常。经过专科医生进行口腔检查和病史分析，王奶奶得了灼口综合征。

灼口综合征（BMS）是一种表现为口腔黏膜灼痛，但不伴有明显口内检查异常、临床损害体征及组织学改变的良性病变。

资料显示，我国人群中 2%～3.7%患有该病，其中女性的数量约为男性的 7 倍。绝经后女性患者占绝大多数，当然男性与绝经期前、围绝经期女性也可能受到该病的困扰。灼口综合征的症状多样，烧灼感会出现在口腔内的任何一个部位，但是对大多数患者来说，烧灼感通常位于舌尖和舌侧、舌背、上腭、唇内侧黏膜，舌部是其主要发病部位，又称舌痛症、舌感觉异常等。患者可能会觉得有被热的食物烫过的感觉，可能出现酸、苦或金属味觉，晨起时症状轻、午后和夜间加重，常伴有口干、味觉异常等症状。

临床经验和研究发现，引起灼口综合征的原

因比较复杂，但是一般认为有四种常见因素。

（1）局部因素：如残根、残冠、不良修复体、义齿材料过敏、牙结石、过度饮酒、吸烟等理化刺激。频繁地伸舌自检造成舌肌筋膜紧张或拉伤引起的局部疼痛等。

（2）系统因素：最常见的是更年期综合征，其次是糖尿病；维生素及矿物质缺乏；长期滥用抗生素引起的菌群失调，导致白色念珠菌感染；长期使用抗焦虑药、利尿剂等。

（3）精神因素：与人的性格，如多焦虑型、抑郁型、情绪不稳定有关。与恐癌心理有关，有调查显示，高于75%的舌痛症患者担心患有癌症，37%的患者偶尔发现舌缘根部"疙疙瘩瘩"的叶状乳头和舌根背面的轮廓乳头，就担心自己得了某种可怕的病，频繁对镜自检，陷入了"自检——恐慌——再自检——更恐慌——舌痛加重"的恶性循环中。

（4）激素水平：灼口综合征多发于女性群体，绝经期前、围绝经期、更年期女性尤为多发。而经过研究确实发现女性性激素水平的变化和该病的发生有关。

既然是良性疾病,我们是不是就不用管,不用治疗呢？可是部分患者因口腔黏膜烧灼感妨碍饮食及言语,影响患者的生活质量。目前灼口综合征仍缺乏特效治疗方法。以预防为主,更年期前后的女性要注意休息,保持心情愉快,避免过度疲劳;避免过度劳累和紧张,生活起居有规律,保证充足的睡眠;保证饮食均衡,多吃一些新鲜蔬菜水果和富含维生素的食物;避免伸舌自检习惯。

简单的保健法

● 灼口综合征的发生与心理因素密切相关。药物联合心理治疗对灼口综合征患者更有效,患者的生活质量明显提高。

● 对明显存在心理障碍的患者应适当给予抗焦虑及抗抑郁药。

32. 嘴里有白色斑块千万别用力擦

嘴里有白色的斑块,好像擦也擦不掉。这不

是吃的食物颜色，也不一定是咬出来的痕迹，这很可能是危险的口腔黏膜疾病。

并非所有口腔黏膜的白色斑块都可以称为"口腔白斑（OLK）"。白色斑块类的黏膜疾病有不少，比如白色念珠菌病、口腔白斑、扁平苔藓、苔藓样反应等。

口腔白斑是一种发生于口腔黏膜的白色斑块样病损。通常情况下，首先需要医生根据临床表现做出初步判断，然后在可疑部位取病损组织进行活检，经病理科医生根据其病理表现证实后方可作出口腔白斑的确定性诊断。

口腔白斑在口腔里表现为质地均匀，平坦或微高出黏膜表面的白色或灰白色斑块，龈、舌、颊部为高发区。少数人可出现乳白色、刺状或绒毛状突起；或者是红白相间的颗粒样突起。偶有在白色斑块的基础上出现溃疡。多数口腔白斑患者只有粗糙感而没有明显的疼痛，伴有溃疡或癌变时可出现刺激痛或自发痛。

目前为止，口腔白斑仍是一种病因不明的口腔黏膜病，普遍认为白斑的产生与局部因素刺激及某些全身因素有关。烟草和酒精是影响口腔白斑发生的危险因素。吸烟引起口腔白斑的原因可能是由于烟草中含有酚类、醛类和有机酸等有毒物质刺激口腔黏膜,直接作用于口腔黏膜;有学者研究发现,口腔白斑的发病率随着饮酒量的增加而上升。人乳头瘤病毒(HPV)感染亦与该疾病有着密切联系。口腔白斑与全身微循环改变有关,例如糖尿病患者由于全身微小血管病变而常伴有微循环障碍,血糖未受控制时可伴发多种口腔疾病,口内唾液少而黏稠,口腔黏膜干燥,患者常有口腔黏膜灼痛、口干和味觉异常等。

世界卫生组织统计,将其定义为一种癌前病变,其癌变率为 9%～19%,平均癌变病程 8.2 年。研究显示,口腔白斑发生的部位、类型以及是否合并病毒、念珠菌感染等因素与口腔白斑的癌变有一定的关系。口腔白斑的治疗目前尚无根治的方法或特效的药物。

治疗口腔白斑首先需要戒除烟、酒;去除残根、残冠等刺激因素,根据病情如是否伴有上皮异常增生、病变的范围等选择相应的治疗方案。可选择手术切除、激光等外科手段，或外用维生素 A 类药物治疗，采用中医中药治疗等。

 简单的保健法

● 口内残根、残冠都有可能导致口腔白斑的产生，因此需及时处理残根、残冠及不良修复体等，减少局部刺激因素。

● 口腔内出现黏膜改变，切勿讳疾忌医，应及时进行专业检查和早期处理。

33. 牙齿的"病友"真不少

由于增龄变化，身体衰老，开始出现皮下脂肪减少，黏膜变薄，舌肌萎缩，牙龈萎缩及牙齿磨耗变短等改变。除了牙体疾病外，比较常见的口腔疾病还有以下这些。

最常见的是口腔黏膜溃疡类疾病。调查发现，10%～25%的人群患有该类疾病，在特定人群中，患病率可高达50%，女性的患病率一般高于男性。反复发作的圆形或椭圆形溃疡具有"黄、红、凹、痛"的临床特征,溃疡表面覆盖黄色假膜,周围有红晕带,中央凹陷。口腔溃疡疼痛明显,且反复发作,影响患者进食、言语、情绪,给患者的生活和工作造成了较大困扰。口腔溃疡的发作周期长短不一,具有不治自愈的自限性,因此也不用过分担心。局部对症治疗,多服用维生素 C,调节心理,好好休息。但如果长期不愈还是需要及时就医,排除病因,积极治疗。

老年人由于长期缺牙,咀嚼功能受影响,加之双侧颞下颌关节增龄性的改变,最终导致关节囊松弛,胶原纤维紊乱,出现颞下颌关节区弹响、疼痛、耳鸣、运动受限等关节紊乱病。严重时,由于双侧关节韧带松弛过度,易造成习惯性颞下颌关节脱落,大大降低了生活质量。

如果口角总是有裂口、糜烂和结痂,容易出现口角炎,与之相关的是口腔念珠菌——一种条件致病菌,存在于正常人的口腔、皮肤等部位,如果出现局部或全身免疫力降低,易诱发口腔念珠菌口炎。由于老年人免疫功能下降,全身疾病增多,唾液分泌减少,戴义齿者较多,而义齿使局部黏膜及唾液屏障功能下降,念珠菌对树脂材料构成的义齿基托有一定的亲和力等原因,使老年人更易患口腔念珠菌病。

另外,干燥综合征、血液病等全身性疾病都可能由于口腔局部和全身免疫功能异常并发念珠菌感染,且多次复发,反复不愈。局部湿敷,涂布软膏可改善症状。该疾病治疗的重点是选择合适的抗真菌药物抑制真菌,疗程要足,以局部用药为主减少全身不良反应;保持不利于念珠菌生长的口腔环境,如唾液的碱性化等;尽量停用或少用抗生素、激素,给口腔菌群平衡创造条件;积极治疗控制全身疾病,增强抵抗力,减少复发。

简单的保健法

● 口腔保健的重点应从牙齿转移到整个口腔。

● 全身情况与口腔健康息息相关,对于某些疾病来说,老年人属于易感人群,应成为每次检查的重点。

34. 嘴里溃疡一直长不好，要注意六大因素

年龄较大的患者，总是根深蒂固地认为口腔溃疡就是上火导致的，习惯性地自己涂抹药膏，但其实这样的做法并不正确。口腔溃疡病史较长的患者，如出现溃疡长期不愈合，溃疡较深较大，口腔不明原因的肿块，应警惕癌变可能。对于上述情况须到医院进行详细检查，以免贻误对重大病患的针对性有效诊治。

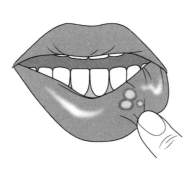

口腔溃疡

复发性口腔溃疡（RAU）又名复发性阿弗他溃疡，调查发现，人群中 10% ～ 25% 患有该病，在特定人群中，RAU 的患病率甚至高达 50%。RAU 主要病发部位为唇、颊以及舌缘侧黏膜，部分发生在硬腭和角化完全的附着龈，目前其病因机制尚未完全清楚。

目前医学界对复发性口腔溃疡的病因总结有以下几个方面。

（1）精神心理因素：研究结果显示，精神心理因素在 RAU 的发生中具有一定的促进作用。

（2）饮食因素：近年来大量研究结果显示，复发性口腔溃疡的发生与个人的饮食习惯有着非常紧密的联系。临床调查发现，大多数口腔溃疡患者缺乏铁、锌、维生素 B_1、B_2、B_{12} 及叶酸等营养成分，部分人群频繁食用腌制、烧烤、煎炸类食物时，就会提高口腔溃疡的患病率。

（3）口腔卫生因素：研究显示，经常使用晶体类牙膏也可能会提高其患病率，这主要与晶体类牙膏中含有的十二烷基硫酸钠有关，它具有损伤口腔黏膜的作用，长期使用此类牙膏会引起复发性口腔溃疡的发生。

（4）遗传因素：有研究证据表明，父母与子女之间口腔溃疡的遗传率约为 8.2%。

（5）免疫因素：复发性口腔溃疡的发病与身体的免疫水平密切相关。当身体免疫力下降时，其发生 RAU 的概率也将会随之升高。

（6）细菌因素：研究发现，RAU 的发生与幽门螺杆菌密切相关，我们可以推测复发性口腔溃疡的发病机制可能与消化性溃疡相识，二者具有共同的致病菌——幽门螺杆菌。

简单的保健法

● 当口腔溃疡经久不愈，不应自己盲目用药，需及时去专科医院口腔黏膜科就诊。

● 当自己精神压力过大时，应及时调节自己的情绪，放松心情。

● 身体出现其他症状时，应及时就医，可能口腔溃疡只是并发症。

35. 牙病与肺部感染息息相关

 生活实例

70 多岁的老胡平时身体健康，2 月初他突然眼睑下垂，四肢无力，嘴也张不开了，随后出现了

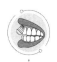

呼吸衰竭。送医救治后，医生确诊他系破伤风感染、感染中毒休克、肺部感染等。令人意外的是，伤口竟源于他的牙龈。当时老胡身上并没有任何皮肤破溃，专家会诊后，认为老胡由于牙周病导致牙龈萎缩，引发食物嵌塞，他长期使用牙签剔牙，损伤了牙龈，感染破伤风杆菌，进一步导致肺部感染。

研究表明，口腔卫生差者患肺部感染及肺功能降低的概率为口腔卫生良好者的 1.77 倍。老年性肺炎与各种牙病关系密切，因为口腔内的大量细菌可以被吸入肺部，导致肺炎。因此，口腔清洁对预防老年性肺炎有重要意义。

牙周病是一类发生于牙齿支持组织的常见感染性疾病。近年来，牙周病与肺部感染的关系越来越受到人们的重视。牙周炎一般都可通过控制、清除牙菌斑（刷牙、漱口及使用牙线、牙签等方法）而取得良好防治效果，防治牙周病对维护全身健康，减少重大疾病的发生有重要意义。牙周炎的治疗目标也不仅限于保存患牙，还应较好地控制感染,特别是对一些易感者(如风湿性心脏病、糖尿病、肾病患者等),在做复杂的牙周检查和治疗前,为了防止感染扩散,应预防性地应用抗生素,以防发生暂时性菌血症或加重全身感染。

口咽部和肺部是相连通的,人体的细菌库位于口腔和肠道,特别是牙齿周围会有大量的定植细菌。肺部的一些常见致病菌,如链球菌、厌氧菌和大肠杆菌,在口腔细菌库里也是大量存在的。因此牙病也有可能引起肺部感染,但在免疫系统正常的情况下,口腔细菌并不能轻易进入肺部。炎症一般是由于细菌破坏组织而引起的炎性表现,容易造成细菌滋生,从而进入呼吸道系统,引发感染。

因此,牙病的形成与细菌的产生是密切相关的,而口咽部与肺部是相通的,牙病可能会引起肺部感染,特别是牙周炎。患者患有牙周炎,口腔内局部细菌也会显著增加,细菌毒性也会增强。患肺部疾病的概率比普通人群高4~5倍,牙周局部炎症会破坏上皮的完整性,导致牙周致病菌及慢性炎症相关的炎症介质,进入血液循环系统从而引起肺部炎性反应,造成肺感染。如果由于劳累或各种各样的因素,造成免疫力低下,肺部感染的概率就会大大增加。

 简单的保健法

● 对存在的牙病要积极治疗,对严重而预后不佳的牙周炎患牙应拔除。

● 提高自我意识,注意口腔卫生,学习正确的刷牙方法,牙齿日常护理很重要。饭后使用清水漱口刷牙,学会使用牙线、牙缝刷及日常使用冲牙器。

● 保持良好的心态,增强运动,增强免疫力,改掉不良的生活习惯,忌烟酒。

第三部分 及时修复缺失牙，恢复咀嚼功能

 36. 口腔内有残根残冠,不拔危害大

　　牙体缺损是指由于各种原因导致的牙体表面硬组织不同程度的结构和外形的损坏或异常。当牙体硬组织部分缺损较大时称为残冠,多由龋坏或磨损等因素造成;当牙体硬组织全部缺失或者接近全部缺失时称为残根,多因龋坏或外伤等因素所致。老年人口腔中的残冠和残根多是由龋病得不到及时治疗最终演变而成的。据调查,我国60岁以上的老年人龋患率为78％,而其中2/3为残冠或残根。虽然残根和残冠早期只存在于口腔中,但两者均可能成为全身感染的病灶,继而引起全身性疾病。

关于残冠和残根如何处理,要结合其全身情况、修复要求及患者的远期利益考虑。没有治疗或保留价值的残冠与残根对于患者的口腔健康存有较大隐患。长期残留的残冠与残根,不但可能引起冠周炎、根尖周炎、口腔颌面间隙感染、颌骨骨髓炎、灼口综合征及口腔溃疡等疾病,还会影响面容和咀嚼、发音等功能,主要会引起以下几点危害。

（1）一旦形成残冠、残根,患牙的牙髓腔就部分或完全地暴露于口腔的有菌环境之中。细菌可以通过本应该密闭的根管到达根尖部位,在根尖及其周围组织形成炎症,使患牙成为病灶,进一步引起口腔颌面部及全身的其他疾病。

（2）残冠、残根继续发展,容易不断地刺激口腔黏膜,从而引起慢性溃疡。口腔黏膜反复受到摩擦,溃疡经久不愈就可能诱发肿瘤。

（3）口腔内多部位、过多数量的残冠、残根的存留,会导致患者产生明显的咬合关系紊乱,继而破坏颞下颌关节内部结构间功能的平衡,促使颞下颌关节紊乱病的发生。

（4）残根、残冠内滞留食物是引起口腔异味的主要原因，残根、残冠极易藏污纳垢，不好清洁，食物残渣再次发酵就会产生异味，影响生活质量。

如果剩余牙体较稳固，根尖周组织无明显病变或病变范围较小，同时对义齿的支持和固定有作用者，则应进行根管治疗，即我们常说的"牙神经治疗"后保留。因为龋病或其他牙体疾病所致的牙冠及牙根部分的破坏，若能够及时彻底地治疗，大多数还是可以保留下来的。

而对于那些未能得到及时治疗的残根，应考虑拔除。有的残根，尖锐的边缘刺激周围的口腔黏膜，如颊或舌黏膜，会引起长期、慢性的溃疡，甚至发生癌变，一定要及早拔除。有的残根已有明显松动，周围牙槽骨也已经大部分吸收，则不能保留。对于牙根有纵折、畸形或无法进行彻底治疗时，为了避免影响义齿的修复或成为体内的慢性病灶，也应尽早拔除。

由于老年人往往伴发有多种全身性疾病，因此决定是否拔除其口腔内残留的牙体组织时，还应该考虑全身状况是否能够承受拔牙术再行决定。此外,牙齿缺失或拔牙 3 个月后,要及时考虑镶牙,以保持口腔牙列的完整性,恢复口腔的基本功能。

　　口腔内有残根、残冠,不松动、不发炎并不是一定没有影响的。当发现残根、残冠时应及时就诊,请医生评估残根、残冠的去留,以防引起进一步的危害。

简单的保健法

　　●平时注重口腔卫生,定期进行口腔检查,做到早发现、早治疗,预防残根、残冠的发生。

　　●当口腔内存有残根、残冠时,不松动、不发炎也应及时就诊,否则可能会引发更多疾病。

　　●若残根、残冠无法保留,需要拔除,应考虑后续修复治疗。

37. 保留牙越多,修复缺失牙效果越好

生活实例

张大爷和刘大爷已多年未见面,一见面张大爷就发现刘大爷苍老了很多,脸都皱起来了,忙询问怎么了。刘大爷看着张大爷满嘴健康的牙齿,指了指自己没剩几颗牙的嘴,说本来年纪大了,又有糖尿病,牙齿也有点松,后来因为摔跤磕到牙齿,就去拔了;又因为牙痛,松动得更厉害就又拔了几颗,到现在就没剩下几颗,吃饭也不能好好吃,整个人就更不好了。最近这剩下的几颗牙又开始疼了,还晃得厉害,估计又要拔了。张大爷听完,便建议刘大爷要好好去正规医院进行系统检查,找找牙松动的原因,光靠拔牙只能让自己的生活水平持续下降。张大爷还指着自己的牙齿说,之前也有点松,经过系统治疗后牙松的程度也得以改善,现在吃嘛嘛香。刘大爷听了很懊悔。

随着年龄的增长，口腔组织器官会发生许多增龄性变化，出现轻微的牙齿松动很正常，但伴随着全身性慢性疾病，不及时的治疗和干预将进一步加重牙齿松动的可能性和程度。

牙齿松动最常见的原因就是患有慢性牙周炎。这是一种慢性进行性疾病，属于较常见的一种口腔疾病，其主要是由于牙周支持组织出现了慢性炎症所导致的。在牙周炎早期不会引起牙齿松动，不过随着病情的发展，包绕牙根的牙槽骨会出现慢性吸收，一旦吸收程度超过牙根长度的1/2，就会导致牙齿的支持力量减弱，从而引起牙齿松动现象。而内分泌疾病和激素变化、血液疾病等系统性疾病和状况都会增加患牙周炎的风险，并影响牙周治疗的效果。例如糖尿病已被证实与牙周炎的关系，公认糖尿病是牙周炎的危险因素之一。糖尿病控制不好，将导致牙周炎进一步加重，从而导致牙齿松动，甚至牙齿脱落。吸烟、饮酒以及艾滋病、骨质疏松症等疾病都会加重牙周炎的病情，引起牙槽骨的吸收从而导致牙齿松动。因此，要控制系统性疾病的状况，尽可能保留牙齿。

口腔内保留的牙齿越多,修复缺失牙的难度越小,修复的效果也越好。并且保留一颗牙周膜完好的牙齿可保持对牙槽骨的生理刺激,能防止牙槽骨萎缩,延缓衰老。

世界卫生组织(WHO)在 2008 年提出"8020 计划",即 80 岁应保留 20 颗能正常咀嚼的真牙。但是,让一颗需要拔除的牙齿保留在口腔内,也会带来很多潜在的危险。可能由于疼痛导致患侧牙齿不能使用,偏侧咀嚼引起面部不对称,引起下颌关节不适,严重时甚至导致关节的破坏;可能由于咀嚼有一定的自洁作用,不用的患侧往往口腔卫生较差,从而导致患侧牙齿的龋坏等;也可能导致牙槽骨的进一步吸收和丧失,不利于后期修复。

因此,拔牙只是治疗牙病的一种方式,关键是要找出造成牙齿松动的原因,并积极对症治疗和干预,从而保留能治疗的牙齿。

简单的保健法

● 去正规医院进行检查与治疗,控制全身性慢性疾病的发生与发展。

● 定期进行口腔检查与洁牙,预防牙周疾病的发生。

● 尽可能保存每颗能治疗的牙齿,尽早拔除不能治疗的牙齿。

38. 拔牙与其他牙齿松动关系不大

并不是所有的牙齿都能通过医生的救治得以保留,有些牙齿在无法医治时就需要走"拔牙-镶牙"的道路。若患者拒绝拔牙,对患者本身将非常不利。实际上,对于某颗牙齿的拔除是不会引起其他牙齿松动的,但若出现以下几种情况则有可能危害其他牙齿的健康。

(1)拔牙后超过半年不镶假牙:一般在拔牙(除智齿外)后,2~3个月应根据医嘱进行镶牙,超过半年不做假牙,相邻的牙齿会向缺牙间隙倾斜,对面的牙齿会伸长。由此可能使原来"多颗牙共同承担咬合力"的情况变成"少数牙承担",造成剩余的每一颗牙在咀嚼时承担更大的力量,长久以往可能对牙齿造成创伤,引起牙周骨质的退缩或炎症。牙周骨质与牙齿的关系就如土壤与大树的关系,当土壤松动,或水平下降时,大树即有可能发生松动。另外,人们认为拔牙会导致周围牙齿的松动,其实是可能由于牙齿拔除后没有及时修复缺失的牙齿或使用了不恰当的修复方式,导致周围牙齿不利于清洁或形成卫生死角,导致牙周炎的发生和发展,使其松动。

(2)智齿拔除后引起邻牙暂时的松动:牙列最末端的智齿拔除后,牙齿一般不会松动,这是因为每颗牙齿几乎都直立地生长,每个牙根都在属于自己的牙槽窝中,就如每棵大树的树根都占据一定的土壤空间一样。但很多智齿并未"规矩"地直立生长,而是"横向"生长,不仅使邻牙远中骨壁天然缺失,还可能造成邻牙的损伤,这时若拔除智齿,邻牙则可能出现暂时的松动。若邻牙未缺损、龋坏或其他牙体疾病，根尖无炎症，只要能够做好口腔清洁，使牙周不发生炎症，这种松动大多可逐渐缓解和稳固。若邻牙已被智齿损伤，则需去口腔科或口腔专科医院进行相应诊治。

 简单的保健法

● 拔牙并不会引起别的牙齿松动，牙齿松动归根到底是由于每颗牙本身牙周组织的破坏。

● 拔牙后的修复工作很重要，长时间缺牙反而会导致邻牙的倾斜，甚至松动。

 39. 牙齿磨耗太厉害，要小心处理

从 20 颗乳牙全部脱落开始，每个人一生的咀嚼功能完全依靠一副恒牙。机器经过长时间的使用会面临损耗的问题，而我们的牙齿就如同机器，行使咀嚼功能的同时亦会有不同程度的磨损，这将直接导致牙齿硬组织的丧失，对于老年人来说，避免磨损是不容忽视的。

有些人认为牙越磨越结实，啃点硬东西没关系。其实，若过度磨损会破坏牙外层包的珐琅质，使牙尖变平、牙冠变短、牙本质过敏，甚至会出现牙髓炎症状，严重时可出现牙齿隐裂、折裂。牙齿磨损严重会造成牙齿向前移位或脸形改变，并引起耳旁的颞颌关节因长期不当咬合出现疼痛。

牙齿磨损是常见的口腔疾病，尤以老年人为多见。随着年龄的增长，牙齿也会衰老，牙齿出现磨损实属再正常不过了，那么应该怎样防止牙齿磨损呢？

（1）调整饮食结构，改变不良习惯：多食清淡、口味适中的食物，少食坚硬的干果以及酸性食物。叩齿虽然在促进局部血液循环及维持牙周正常情况方面具有重要作用，但是应在医生指导下采用正确的方法，否则，叩齿过度也可能造成牙体磨损。

（2）防治龋病，控制牙周疾病：重度磨耗牙常有异常的尖窝关系，像杵臼，形成过大的窝和过陡的嵴或尖，在咀嚼食物的过程中，该异常形态导致恶性循环，牙质破坏更严重，并加重错位咬合，因此需要由专业医师调整咬合面。

（3）提高牙齿防治的意识，及时修复缺失牙：老年人的牙齿会因为很多原因部分丧失，缺牙的空隙不仅会使周围的牙倾斜，而且会改变咀嚼习惯，导致咀嚼侧的牙过度磨损。因此，要利用固定或可摘义齿正确恢复患者的咬合垂直距离，从而提高老年人的生活质量。

如果有夜磨牙的习惯，那么可以去口腔科做一个软牙合垫在睡觉时使用，避免磨耗进一步发展。如果喜欢吃硬的东西，那么也请减少摄入的频率和数量，尽可能地保护天然牙。

简单的保健法

● 应当重视预防异常的牙齿磨耗，针对可能发病原因给予相应的预防措施。尽可能消除诱因，改变不良刷牙方法及饮食习惯。

● 出现明显牙髓炎等症状时，需行牙髓治疗后，再行修复治疗。

第三部分 及时修复缺失牙，恢复咀嚼功能

40. 缺牙很要紧，影响各方面

在我国，尚存在相当数量的人群未建立正确的口腔健康观，口腔健康意识薄弱，老年人牙齿缺失现象普遍。一部分老年人认为人老了，牙齿迟早是要掉的，吃点软食混着，等牙掉光再镶也不迟。其实，这个过程正在不断影响着口腔健康的方方面面。

（1）面容苍老：牙齿对维持面部的外观有很重要的作用，尤其是前牙对面部美观的影响非常大。前牙缺失会让人看起来缺少活力，使人更显衰老。另外，当多数或全部牙齿缺失以后，面颊部失去支持而向内凹陷，嘴唇也会不再丰满，面部皱褶增多，鼻唇沟加深，口角下陷，面容会呈现明显的衰老。

（2）影响营养摄入均衡：牙齿缺失以后，首先是咀嚼功能变差，其影响程度与缺牙的部位及数量有关。前牙缺失会影响咬断食物，后牙缺失会影响磨碎食物。咀嚼功能降低以后，未经充分研磨、捣碎的食物将直接进入胃肠道,这将大大增加消化系统的负担,还会影响到营养成分的吸收。长期如此,甚至可能引发消化系统疾病。另外,如果全部牙缺失,嘴唇就难以做到有力闭合,吞咽食物也会变得费力。

（3）余牙遭殃：牙齿缺失后,咀嚼的任务就落到了其他牙齿身上,同时由于缺牙空隙的存在,邻近的牙齿也失去了约束和依靠,这都会大大增加余牙的负担。若长时间不修复,可能会造成相邻牙齿的倾斜以及与其咬合的牙齿的伸长等,继而引发龋病、牙周病,进一步加重对剩余牙齿的损害。当余留牙齿数量较少时,由于它们承担了过大的咬合力量,将会造成牙槽骨快速丧失,出现牙齿松动甚至脱落。缺牙时间越长、数目越多,对余留牙齿的影响将会越大。

（4）发音不清：牙齿缺失,特别是前牙缺失,会造成发音不清,俗称"说话漏风"。发音不清会对患者的交际活动产生较大影响,甚至会影响到患者的心理健康。

（5）关节损伤：牙齿缺失以后,因缺牙侧的咀嚼功能降低,患者可能会形成只用另一侧咀嚼的习惯。除此之外,缺牙数目较多或缺牙时间较长以后,会因为余留牙的倾斜、伸长等形成咬合干扰,造成咬合关系紊乱。这些都会影响到颞下颌关节的稳定,造成关节的损害等。

(6)其他影响:有研究指出牙齿缺失与老年痴呆及心血管疾病的发生有关系。老年人进食时会有数万次咀嚼运动,这种运动通过三叉神经将感觉传递至大脑,为大脑做"保健运动",而失牙导致部分或全部咀嚼功能丧失,从而咀嚼对大脑的

简单的保健法

● 做好口腔保健,保持良好的口腔卫生习惯,定期检查,老年人也可以保持完整的牙列,避免缺牙。

● 老年人需养成健康的饮食习惯,养成规律作息,进食时充分咀嚼,加强锻炼,增强体质,因为全身健康状况对口腔健康有直接影响。

良性刺激减弱,老年痴呆越易发生。此外,还有研究指出,伴有复杂牙列缺损的老年人罹患心血管疾病的概率增大。

 ## 41. 牙齿掉了,请尽早做假牙

随着年龄的增长,人体结构和生理功能不可避免地会出现老化。放眼全身,老年患者常患有心脏慢性疾病,血压偏高,血糖血脂过高,钙流失严重等健康问题。口腔方面则表现为牙神经灵敏度下降、肌肉腱反射延迟、骨质疏松、牙槽骨的成骨细胞与破骨细胞活力下降,牙齿经过数十年的磨耗,牙齿长度变短,暴露牙本质,口内有残根、残冠,缺牙部位不一,伸长、松动等现象,进而导致这些没有保留价值的牙齿被拔除。随着脑梗、老年痴呆等严重疾病的发生率增加,老年人群体在一定程度逐渐丧失了自我口腔清洁的能力,导致牙周情况变差,最终造成牙齿的松动和脱落。

各种各样的刻板印象,导致大部分老年人群

体对牙齿松动、脱落抱有消极的态度,觉得年龄大了,牙齿自然也会保不住;甚至认为等牙齿掉光了,再装"假牙"就能恢复正常吃饭。这就造成了临床上老年患者第一次就诊口腔科,就面临复杂的缺失牙修复问题。

"假牙"是人类的第三副牙齿。对老年人而言,活动性义齿临床应用率最高。

顾名思义,活动性义齿是一种老年人可以自行摘戴的假牙,是要根据患者口内缺失牙的数目、余留牙及黏膜的状况,设计出的个性化的修复体,用于恢复缺失牙的形态和功能。活动性义齿价格相对较低,但是其机械性能不高、咀嚼功能较差,由于老年群体常常难以保证洁净卫生的口腔环境,加上活动义齿体积较大,很容易继发相关的口腔疾病。此外,患者的外观美观度不高,常常自觉强烈不适,如有异物在口。

另一种是固定义齿,其最突出的优点是体积小,可以自然发声、流畅交流,鲜少出现强烈异物感,固定于口腔中不需取戴,自觉咀嚼时较为舒适,相对而言,美观性能较高,但只有在余留牙健康、缺牙较少且间隙小时，才能应用，导致在老年人群体中的使用范围很狭窄。

纵使"假牙"能在一定程度上解决老年人没有牙的情况，但是，老年人会在义齿修复前长期没有正常的咀嚼功能，加之口腔黏膜、牙周组织及舌组织、唾液腺等的萎缩性改变，导致老年人唾液分泌减少，味觉减退，甚至出现严重起颞下颌关节疼痛、弹响，临床上多为习惯性、复发性颞下颌关节脱位。

年龄是失牙的最主要因素，但是刷牙、爱吃甜食及个人行为习惯等均会影响口腔环境健康，因此不能单纯地认为，年龄大了，牙齿自然会松动、脱落。

口腔是消化系统的门户，营养丰富的食品需要经过牙齿的咀嚼才容易被消化吸收。因此，重视和研究口腔保健，进行口腔疾病的防治、修复及护理，对保持身心健康、延年益寿、提高生活质量具有重要意义。

简单的保健法

● 应加强对老年人群的口腔健康保健知识宣传,指导其建立良好的口腔卫生保健行为。

● 应及时治疗口腔疾病,根据口腔疾病的发展规律,在有条件的情况下每隔半年检查1次。

● 良好的口腔卫生习惯是预防失牙的关键因素。

42. 修好"第三副牙齿"办法多

老年人很少有完整的牙齿,据第3次全国口腔健康和流行病学调查资料显示,65～74岁组平均失牙高达11.3颗,无牙颌率高达6.82%。若缺失牙得不到及时修复,可影响口颌系统功能。常用修复方式为固定义齿、活动义齿、种植义齿等。

固定义齿修复以桥梁力学机制为基础,依靠

黏结剂、固定装置将缺牙与基牙或种植体连在一起，从而恢复患牙的解剖学形态及生理功能。此类修复体的优点为固位及稳定作用好，可充分保护基牙；边缘密合且表面光滑，可减少因龋齿及牙龈萎缩造成的食物嵌塞现象；修复过程可解决残根残冠、倾斜牙和伸长牙问题，改善患者的咀嚼能力；可根据老年患者唾液分泌量减少、舌体增大、口腔卫生条件差及上下颌牙弓比例失调等特点进行修复。固定义齿美观度更高，尤其对于前牙的缺损，固定义齿修复可有效避免卡环金属物的暴露，很好地改善了基牙的颜色、形态，且不影响发音等功能。

活动义齿是利用剩余天然牙、基托下的黏膜和骨组织作为支持，以人工牙恢复缺损牙的形态和功能的一种修复方法，患者可以自行摘戴修复体。活动义齿适用范围广，单个、多个、全口牙齿缺失患者均可适用，尤其对于牙齿缺失数量较多者有明显优势。活动义齿对基牙的损害小，只需磨出一个能支托窝或通过卡环的间隙，不需磨除很多的牙体组织，对邻近健康牙的损害小。此外，患者可自行摘戴活动义齿，更容易保持义齿的清洁和口腔的卫生。活动义齿不需要对其他牙齿进行磨损，对患者要求低，且操作简便、费用低廉、无侵入性、无创伤，能够在很大程度上满足多种缺失牙齿患者的修复要求。该治疗方法对修复操作技术的要求相对较低，牙齿的制作过程相对更加简单，故能够较为广泛地应用于牙列缺损修复的临床应用。

近年来，随着我国口腔诊疗技术的不断进步以及新兴材料、新型技术的不断问世，牙列缺损的固定修复技术也得到了突飞猛进的发展，老年人对人生中的"第三副牙齿"的要求越来越高。口腔种植修复技术用于牙列缺损的修复，能够使患者获得较为满意的效果，相对更加美观、真实的外形，同时患者佩戴过程中更加舒适、方便。种植义齿通常是在患者的口腔缺牙区对应的牙槽骨中植进种植体，并等待种植体成活之后，在上端继续制作修复体以做好种植义齿修复。此举不但能够明显提升患者的咀嚼功能，而且具有类似真牙的舒适感。这种方法制作的假牙与口腔黏膜的接触面积大大减小，可有效缓解牙龈区域存在的炎症，患者的满意度更高。但该技术在临床应用过程中较容易受到设备、医师技术水平等多种外部因素的限制，同时对所用材料与制作工艺的要求也更加严格，故医疗费用相对较高，在临床的推广受到较多的限制。

 简单的保健法

● 牙齿缺失问题可采用固定义齿、活动义齿及种植义齿等修复方式。

● 每个人需根据自身口腔情况、经济水平等，去专业的口腔医院进行检查、治疗及修复。

● 适当了解各种义齿修复体的优缺点对缺失牙治疗及口腔健康维护具有积极作用。

43. 活动假牙清理和保养方法要牢记

可摘活动假牙能在很大程度上满足咀嚼功能的恢复，树脂基托改善前牙缺失带来的美观问题，实惠的价格和可摘戴性使得绝大多数牙齿缺失患者都能比较好地适应活动义齿。但也有很多患者在习惯义齿的存在后，由于反复摘戴过程的不适感及不良生活习惯等原因造成整天佩戴活动义齿，未按照医生的建议进行义齿的保养和清理，继而产生一系列义齿相关性的口腔问题。

义齿相关的口腔炎是一种比较常见的口腔疾患，常常是由于真菌感染引发的。活动义齿材料具有多孔性与吸水性等独特的物理化学性质，极易被细菌粘附，滋生菌斑。义齿与口腔黏膜紧密贴合，从而形成一个滞留区域，其间唾液流速变慢，流量减少，同时因为缺少唾液的冲洗作用，使得这个区域的微生物生长繁殖更旺盛，常见的义齿及周边组织面上菌斑形成也可见显著增多，进而引起口腔炎症。

义齿的清洁方法主要分为机械性和化学性。机械性清洁方法对去除义齿表面的沉积物和牙石效果较好，但对菌斑，尤其是成熟的菌斑清除能力有限。化学性清洁方法对菌斑微生物拥有彻底的杀灭作用，效率高、磨耗低，但长期使用之后会影响义齿的色泽、弹性、气味等物理化学性质。因此,为达到较好的清洁效果,应考虑将机械性清洁和化学性清洁结合使用。义齿经牙刷刷洗后放入义齿清洁剂中浸泡,能最大限度地降低义齿性口炎的患病率和严重程度,是清洁义齿的最佳方法。

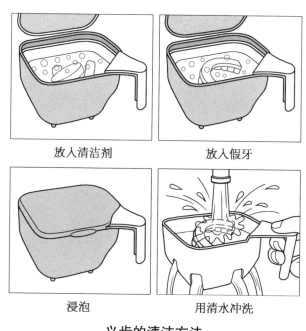

放入清洁剂　　　　　　放入假牙

浸泡　　　　　　　　用清水冲洗

义齿的清洁方法

实际生活中,患者需在刷牙时、每餐后取下活动假牙刷洗干净,然后再戴入口腔。晚间为了使义齿承托区的黏膜得到充分的休息,应将假牙取下用牙膏刷洗干净,泡入凉水中,避免用开水烫和药物浸泡,如条件许可每天应刷洗一次。

活动假牙上存在多种固位装置,例如固位卡环、合支托等,这些装置与健康基牙间很容易因为口腔卫生差出现龋坏,这是应该注意的重点。为弥补刷牙的不足,去除基牙邻面和龈沟内的软垢及菌斑,正确使用牙线、冲牙器等十分必要。另外,洁治术能有效去除牙石、菌斑、色素,减轻牙龈炎症,降低患龋率。

简单的保健法

● 修复后的教育宣讲很重要,医生应该结合身心特点,为患者讲解护理措施,反复强调注意事项,演示正确佩戴方式,预防口腔疾病。

● 定期复查可对义齿存在问题进行修理,保持良好的咀嚼效率,并通过医生对义齿的使用进行指导,可保证佩戴者良好的口腔环境和延长义齿使用寿命。

44. 戴活动假牙后定期复查很重要

活动义齿由于适应证广泛、价格低廉、易于取戴,成了治疗牙列缺损及牙列缺失最常规的修复方法。全口义齿还可以恢复患者咀嚼功能、预防口腔慢性疾病、护卫口腔内余留健康组织、调整发音、改善面容。

基于以上优点,老年人一旦适应了一副活动假牙,便很容易产生依赖性。有研究指出:超过半数的老年人认为没有必要定期更换活动假牙和复诊。当老年人感觉到明显的食物嵌塞、口内余留牙出现严重的牙体疾病及摘戴困难时,才会自觉更换新的假牙。在咀嚼方面,不少的老年人自觉咀嚼无力,义齿下沉常造成牙槽黏膜压痛和基牙损伤,进而导致患者不敢用力咀嚼甚至不戴用义齿,最终导致假牙的弃用。

由于活动假牙上的金属装置是可以通过工具弯曲改变形态的,当生活中出现以上问题时,不少老年人不会主动去医院解决问题,而是自行在家使用钳子等工具去改变假牙上卡环的位置,最终导致义齿出现严重的金属装置变形,甚至是树脂基托的断裂等问题。更重要的是导致义齿摘戴困难的原因不光是假牙本身,还有可能是因为基牙本身出现严重的龋坏、折断等情况,这是若继续将就使用旧义齿,基牙会出现越来越严重的问题,甚至导致更多的余留牙被拔除。同时,义齿使用过程中,往往会出现𬌗面磨耗折裂、金属支架变形等情况,并且牙槽嵴在不断地变化,若不及时复查修理,很难保持良好的咀嚼效率。

定期到医院复查可对义齿在使用过程中出现的问题进行修理,保持患者良好的咀嚼效率,延长义齿的寿命,同时,医生可针对性地指导患者正确使用义齿。可摘义齿戴用5年左右,即使没有出现美观下降、折断和疼痛等问题,但因口腔组织的改变、义齿磨耗、支架变形和塑料老化等问题,也需及时更换义齿,方能保持口腔的良好生理功能。

简单的保健法

● 活动义齿在恢复咀嚼功能的同时，也会导致咀嚼力通过树脂基托传递至牙槽嵴，逐渐导致口腔的牙槽骨和黏膜等组织出现适应性变化，因此需定期更换。

● 义齿修复后，需定期复诊，及时处理假牙和口内余留牙存在的问题，亦能延长义齿的使用时间。

45. 戴活动假牙时有异物感缓解有妙招

有些老年牙病患者日常与人交流受到影响，迫于发音、美观、心理上的压力，渴望接受修复治疗。还有一些老年患者非常珍视余留的牙齿，加上患病后的心情低落、精神焦虑，产生对于治疗的抗拒心理。

老年人老化的特征是适应能力下降或丧失，对口腔而言，活动义齿是一大型的异物，要首先学会适应、接纳它的存在才能发挥其功能作用，因此，选择有效的方法帮助老年人顺利度过适应期，是真正提高老年生活质量的根本。

医生口头医嘱随意性大，遗漏多，不全面，患者初次接触较复杂的活动义齿很难记住繁多的注意事项，本来可以适应的情况也需要频繁复诊，有的则会怀疑医生的技术水平、制作质量；或产生畏难抗拒心理，甚至丧失了继续使用的信心。然而只有书面医嘱，不作详细解释，患者对一些专业术语不理解，又不能配合医嘱要求。只有把两种方法结合起来，患者学会如何摘戴，了解使用过程中可能出现的状况，保养维护知识、注意事项等，并通过观看活动义齿制作流程及戴用注意事项的宣传片，加强感观认识，这样患者对出现的问题有心理准备，有助于理解和接受出现的问题，逐渐适应。

患者在使用假牙进行咀嚼食物时，起初可以先进食柔软的细小精致食品，需要小心细致咀嚼，第一阶段先用两侧磨牙咀嚼食物；第二阶段，前牙投入使用，用于切断啃咬食物；第三阶段，食物中

简单的口腔保健法

逐渐加入粗粮。老年患者就诊治疗时,如果距离缺失牙时间间隔较长,常常伴有咬合关系紊乱。因此,在第一次全口义齿修复时,患者需要格外注意以上事项,以防因咬合关系、义齿的使用方法出现错误致修复失败。

由于口腔组织不断变化,旧义齿容易与口腔黏膜出现不密合现象,导致义齿后缘与上颚软硬颚交接处出现间隙,空气进入时,容易引起咽反射,加重异物感。因此,活动义齿修复后需定期复查、调整及更换。

简单的保健法

● 心里想法很重要,逐渐适应活动义齿的存在。

● 对于患者而言,若出现严重异物感、咀嚼困难等问题,需第一时间求助医生,而不是盲目自行处理。

46. 自行修理活动假牙不可取

生活实例

　　70岁的刘爷爷身体硬朗,可是最近五年牙齿开始松动,到现在已经拔掉了五颗后面的大牙,吃饭已经吃不了比较硬的食物,如牛肉之类,甚至某些纤维性高的蔬菜也咬不烂了,营养跟不上,身体也不如从前。儿子小刘心疼父亲吃不好饭,带他去口腔医院修复科装了一副假牙,去医院取假牙的那一天,刘爷爷开心得合不拢嘴,觉得以后又可以好好吃饭了。但是回去没几天,他发现戴上假牙还不如不戴,总觉得嘴巴里多出来一块,压得牙龈疼,舌头在嘴巴里打转,话也说不清楚,有时候讲着话假牙就掉下来了。单是戴假牙就不舒服了,吃东西更不好用,不但咬起来痛而且假牙也来回晃。刘爷爷不明白,是假牙做得不好还是自己的使用出了问题。

简单的口腔保健法

"假牙"是指活动义齿和全口义齿,是能够自由摘戴的。当口腔内缺少几颗或只剩下几颗牙齿时,可以进行活动义齿修复;而当口腔内所有牙齿全部脱落时,可以进行全口义齿修复。无论是活动义齿还是全口义齿,对于口腔来说都是一个"异物"。佩戴义齿后常见的问题有恶心,呕吐,唾液增多,发音不清晰,摘戴困难,疼痛,义齿固位不良即假牙不稳,咀嚼功能差,咬颊咬舌,关节不适等。

　在佩戴义齿最初的几天,会有明显的异物感以及恶心,这是正常的,不要因为不适就厌恶戴义齿,要对自己使用义齿有信心,尽量将义齿戴在口内练习使用,通常1～2周就会有所改善。如果长时间还未适应,可能是义齿的边缘过长引发恶心,或者义齿和黏膜不够贴合,这时需到医院就诊。

　对于发音问题,由于戴入义齿后口腔空间变小了,舌头的活动受限了,就会造成发音障碍。患者应该耐心地多加练习,经过一段时间可逐渐习惯,若长时间没有改善,则说明义齿靠近舌头的边缘过长,需要医生修改。

　患者应该在第一次佩戴义齿时认真跟医生学

习佩戴义齿的技巧，回家多进行练习，在推拉金属卡环（俗称金属挂钩）时，不要用力过大，不能用牙使劲咬至义齿就位，应该沿着义齿就位的方向，两边用手一起按压下去。

初戴义齿时会有黏膜的压痛，严重者会有黏膜溃疡，这时平日可暂时不佩戴义齿，而在去找医生复诊的时候提前几个小时戴上义齿，疼痛的部位就会比较明显，便于医生修改。如果觉得义齿压着自己本身的牙齿痛，不要自己调整义齿的金属钩，应该及时就诊，检查牙齿是否有新的问题。

对于义齿固位不良，一般情况下活动义齿的固位通常较好，原因是有自己的剩余牙在当支柱，较多问题是义齿翘动，这时需要去医院复诊，医生会用专业的工具进行调整。全口义齿的固位容易出现较多问题，尤其是下颌牙，自身的牙槽骨比较少比较薄，义齿所能利用的吸附面积就比较少，进而很容易出现翘动、摇动。此外，如果义齿上的假牙排列不好，或者义齿做得过大都会引起义齿易脱位，这时需要去医院就诊调整。

对于咀嚼功能差，咬颊咬舌以及关节疼痛问

题,是直接需要医生进行调整,遇到此类问题应及时就医。此外,活动义齿建议每半年到一年复查一次,及时发现问题;全口义齿在第一次佩戴后,建议2天内复查第一次,一周后复查第二次,之后每半年到一年复查一次。一般情况下建议5～10年更换一副全口义齿,因为老年人的牙龈和牙槽骨高度会慢慢发生改变,义齿会变得不贴合。

佩戴义齿是一个适应磨合的过程,患者需要不断学习和练习,义齿也需要根据佩戴情况进行修整,最终患者和义齿实现完美契合。患者应建

简单的保健法

● 义齿佩戴初期有不适和轻度疼痛是正常的,多鼓励自己耐心地使用并慢慢适应,对自己建立使用义齿的信心。

● 经过较长时间的适应后仍有明显疼痛等不适问题时,不可自行修改义齿,会造成义齿的损伤导致无法修理,应及时就医进行相应的调整。

立足够的耐心和信心,遇到问题要先尝试自己调整适应,如果较长时间还未适应,提示义齿可能本身存在问题需要修整,不要自己动手修改,应及时到医院就诊。

47. 年纪大了也可以种植牙

 生活实例

68岁的张奶奶觉得身体大不如以前,从50岁的时候患了高血压、糖尿病就开始服药,现在年纪更大了以后,行动也比较缓慢,感觉幅度稍微大一点的运动都做不来,落一身大毛病不说,小毛病也很多。比如嘴里的牙齿,后面的大牙早就掉光了,最近前面的牙齿也开始松动,眼看着嘴里快要没有可以吃饭的牙齿了,这才意识到自己应该去口腔医院镶牙了。张奶奶的女儿牙齿也不好,1年前嘴里种了2颗牙,听说自己妈妈想去镶牙,立马推荐给自己的种植牙医生。张奶奶一听"种植",比较害怕,再听完女儿描述的种植手术过程,觉得自己上了年纪,身体经不起种植手术。张奶奶的女儿则认为种植手术是小手术,不用害怕。

老年患者常因为牙周病、根面龋等原因丧失天然牙,有的已经是全口无牙,饮食受到了巨大的影响,生活质量降低。而活动义齿需要自己摘戴,舒适度差,使用不方便,有些患者较难适应。近年来,种植义齿逐渐被广泛应用于修复缺失牙,因其舒适度,功能恢复及咀嚼效率较活动义齿明显增高,并且许多常规义齿难以解决的疑难病例通过种植义齿修复往往能取得满意的疗效。

种植义齿虽然优势明显,但并不是每个人都可以做种植修复的,老年人更是如此。因此,老年人选择种植修复前需要注意自己的全身状况和口腔状况是否可以进行种植牙手术。

对于全身状况,出现以下情况是不能进行种植修复的。

(1)患有心血管疾病:如控制不良的高血压、不稳定性心绞痛、半年以内发生过心肌梗死等。

(2)患有内分泌疾病:如血糖控制不佳的糖

尿病,重度肾上腺疾病或甲状腺疾病。

（3）患有血液病：如白血病、出血性疾病。

（4）进行过心脏等器官移植手术者。

（5）患急性炎症感染期：如流感、气管炎、胃肠炎、泌尿系统感染。

（6）过度嗜烟（多于 10 支/日）、酗酒者。

（7）应用某些药物期间：如服用抗凝血制剂导致凝血功能过度低下，静脉注射双膦酸盐、化疗、激素等影响骨质代谢和整合的药物。

（8）患有自身免疫性疾病：如系统性红斑狼疮、舍格伦综合征、类风湿性关节炎等，需要考虑病变程度、服用药物是否影响种植治疗。

对于口腔状况，出现以下情况是不能进行种植修复的：牙槽骨骨量不足且无法行骨增量手术；牙槽骨存在病理性改变者，如局部的残根、异物、囊肿以及炎症反应；牙周炎未控制，口腔卫生情况太差；张口度过小；缺牙间隙过小，对牙伸长致没有足够空间进行种植修复；经过放射治疗的颌骨；口腔黏膜病变者，如白斑、红斑、扁平苔藓及各类口炎；丧失生活自理能力，不能独立完成口腔局部清洁和维护者。

如果没有上述全身及口腔问题，在种植手术前还需要进行一些检查。X线检查以及锥形束CT用来对颌骨进行全面的测量，尤其是颌骨吸收较多的老年患者。若种植部位离口腔重要解剖部位较近，如靠近鼻底、上颌窦或可能累及下齿槽神经管的部位应格外注意，医生会进行精准的测量，根据检查结果选择合适的种植系统。此外，还需进行血液检查，查看凝血功能，血糖控制情况以及是否患有一些传染性疾病。老年人多患有高血压，因此在进行种植手术前一定严格控制好血压，医生在手术当日也会进行血压测量。

种植修复对老年人的全身和口腔健康情况要求较高，老年患者需清楚了解自己的身体情况，必要的时候可以进行全身的体检，然后去口腔医院就诊，进行种植术前检查，全面评估是保证种植手术顺利进行的必要环节，也是未来种植修复成功的前提条件。

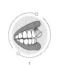

48. 嘴里没有牙齿了，刷牙也不能少

生活实例

李爷爷今年已89岁高龄了，半个月前最后2颗牙齿也松动脱落了，现在还剩下几个发黑的牙根，嘴里空落落的，吃饭全靠把食物打碎成半流质，靠牙床将就咬一些软的食物。虽然吃饭远不如从前，但李爷爷发现嘴里没有牙齿以后就不用刷牙了，甚至连漱口都不用了，舌头舔一舔就干净了。可时间久了，李爷爷觉得嘴里总是有苦味，平时呼气也感觉有臭味，身体也不如从前，三天两头感冒，去医院检查没有什么大问题，医生告诉他要拔掉残余的牙根并且继续坚持"刷牙"。李爷爷很奇怪，都没有牙齿了还要刷什么牙呢？

正常情况下，口腔中存在着数以亿计的细菌，依附在口腔的每一个角落，如牙齿、牙龈、舌头，与口腔大环境相互维持在一个稳定的状态。口腔为细菌提供了一个湿润、温度适宜的环境,进食留下的食物残渣又提供了丰富的营养,因此细菌很容易进行大量的繁殖。如果不及时清除,就会造成各类口腔问题,如龋病、牙周病、黏膜病等。刷牙是进行日常口腔护理最基本、最重要的环节,因此,养成良好的刷牙习惯对口腔健康十分重要。

老年人因多种口腔疾病如龋病、牙髓根尖周病、牙周病丧失全部天然牙以后,我们称为无牙。很多人认为没有牙齿就不用刷牙了,但是口腔内还有颌骨、牙龈、舌、两侧的颊黏膜,甚至有些老年人口内仍然保留着断掉的牙根,这些部位都是容易依附细菌的地方。此外,我们每日会分泌大量唾液,唾液本身含有很多酶,可以辅助清理细菌,并且唾液会调节口腔的酸碱度以不利于细菌繁殖。老年人没有牙齿以后,对食物的咀嚼能力下降,口腔各种腺体的分泌功能也下降,唾液的量变少,口腔环境变得脆弱。再加上老年人本身免疫力下降,这些存在于牙龈舌头表面的细菌,不及时清理很容易大量滋生,造成相应部位发生疾病。

牙龈会出现红肿压痛；舌部易被真菌感染，舌苔消失，舌头表面出现沟纹；两侧脸颊也容易发生念珠菌性口炎、黏膜溃疡。因此，老年人没有牙齿后仍然需要刷牙，以防止黏膜疾病的发生。

另一方面，刷牙还可以预防老年性肺炎。老年人的吞咽反射和咳嗽反射动能都有所下降，口腔中的异物容易误吸进入呼吸道，引起吸入性肺炎。或是致病菌沿着食道进入体内，诱发心脏、肾脏的疾病，甚至还会影响血糖的稳定。

由此可见，无牙的老年人更应该注重口腔卫生。首先应该拔除口腔内没有保留价值的坏牙以及牙根，这些是细菌最爱的天然"培养基"。第二，应及时进行全口义齿修复，恢复咀嚼功能，增加唾液的分泌，增强口腔内环境的稳定性。第三，继续保持每日刷牙的好习惯，用软毛牙刷轻刷舌背、上下牙龈及口腔各处；每餐以后漱口并对假牙进行清洗；如长期卧床不能自理的老年人，家属可以用干净的纱布蘸盐水帮助老人擦拭牙龈和舌背。

简单的口腔保健法

49. 烤瓷牙的各种问题，应对有方法

生活实例

58岁的王阿姨年轻的时候没有保护好牙齿，在三四十岁的时候就已经装了五六颗烤瓷牙。前几年用着挺好，牙齿也不痛了，吃东西也开心。这两年开始偶尔觉得嘴里有异味，有时候烤瓷牙周围的牙龈比较红肿，刷牙会出血，烤瓷牙和后面的牙之间开始有点塞东西。王阿姨也没有很在意，以为是牙周病又犯了。但是最近几个月她发现牙龈开始退缩，感觉牙龈和烤瓷牙边缘有缝隙，并且牙缝塞东西比之前更严重了，嘴里有很明显的异味，烤瓷牙咬起东西来隐隐作痛，表面上好像变黑了，这让王阿姨十分困扰。

牙齿是身体最坚硬的组织，但是当细菌入侵发生较大的蛀洞并导致牙神经发炎，或者受到较大的外力导致牙齿缺损较多时，牙齿十分容易折

断,这时单纯的补牙已不能恢复原来的牙齿外形并承受较大的咬合力,口腔医生通常建议进行全冠修复,包括烤瓷牙、全瓷牙、纯金属牙。烤瓷牙就像一个保护套一样包裹着牙齿,它的内层是金属,外层是和牙齿一样颜色的瓷层。内层的金属和牙齿之间通过粘结剂粘在一起,因此烤瓷牙就像是天然牙一样,美观,功能性好。

牙齿需要每天清洁护理,否则会出现多种问题,烤瓷牙也是如此。

(1)边缘不密合:如果烤瓷牙靠近牙龈处的边缘和自己的牙齿不够完全贴合,细菌会从烤瓷冠的缝隙中渗入侵蚀牙齿,继发龋坏,时间久了龋坏越来越大,烤瓷牙和自己的牙齿之间就出现明显的缝隙或是较大的洞,甚至开始松动、脱落。

(2)牙齿疼痛:多数为牙冠不密合产生继发龋坏所致,如果原来做牙冠之前牙齿已经做过根管治疗,也就是俗称的抽牙神经,那么牙齿发生继发龋坏以后一般不会疼痛;如果原来没有做过根管治疗,包裹在牙冠里的牙齿蛀到深入牙神经了,就会出现剧烈的牙痛或者是持续性的隐痛。

（3）牙龈炎症：烤瓷牙的边缘是瓷与金属对接在一起的，有一层金属边，当烤瓷牙边缘过长时，或者边缘不密合时细菌积聚也会刺激牙龈组织，时间长了牙龈会红肿、发炎，进而牙龈发生退缩，暴露出金属边，退缩较大时牙根也会暴露出来，这时能够看到明显的牙冠和牙根的交界处。如果没有做过根管治疗，牙齿还会出现敏感的症状。

（4）食物嵌塞：烤瓷冠的邻面外形不佳时，会影响与相邻牙齿之间的紧密度，这时就会出现食物嵌塞，同时也会导致牙齿之间的牙龈发炎，出现咬合疼痛。如果不及时清理，食物残渣长时间发酵会出现口臭，并且会加重大多老年人本身存在的牙周病，引起急性的牙周脓肿等。此外，边缘不密合而造成牙齿继发龋坏出现缝隙，也是引起食物嵌塞的原因。

（5）损坏：烤瓷牙使用时间过长或长期受较大咬合力时，表面的瓷层会发生局部崩坏，叫作崩瓷，这时内层的金属暴露出来，看起来就像是烤瓷牙蛀掉了一样。

另外一种常见的固定修复是烤瓷联冠桥，即缺失牙在中间，利用缺牙间隙前后两颗牙做桥墩，中间搭建一颗假牙。烤瓷联冠桥可能出现的问题除了上述5条以外，较为特殊的是易发生缺失牙部位的牙龈炎，多是中间的假牙与牙龈的距离过小，食物嵌塞不易清理所致，长期以来牙龈退缩，此时和假牙的距离过大而影响美观。

　　看似坚固的烤瓷牙依然容易发生许多问题，因此，患者对烤瓷牙应该格外护理，除了基础的刷牙，应该使用牙线及牙间隙刷清洁烤瓷牙与相邻牙之间的缝隙，不要让食物残渣长期残留在烤瓷牙周围。

　　当出现上述问题应该及时去医院就诊，医生

简单的保健法

　　●烤瓷牙出现问题可能是烤瓷牙本身或者内部的牙齿出现问题，应及时就医。

　　●烤瓷牙需要注意日常维护，既是在保护外面的牙冠，更是在保护内部的牙齿。

会进行相应的处理。若发生牙齿疼痛、严重的食物嵌塞、牙龈退缩或烤瓷牙大面积损坏则需要更换新的烤瓷牙。

50. 镶假牙前的准备要充分

 生活实例

　　75岁的黄爷爷后悔自己年轻的时候没有好好保护牙齿,现在年纪大了嘴里没剩几颗牙齿了,就靠后面的几个牙根咬咬东西,前面的牙齿有两颗已经摇动了,平时吃饭也使不上劲,右面两颗牙齿感觉间缝隙很大,经常塞东西。吃饭成了黄爷爷最发愁的问题,长时间下去肯定不行,于是他决定去口腔医院镶一副假牙。黄爷爷挂了口腔修复科的号,以为今天看完医生不用多久就可以拥有一副假牙了,没想到修复科的医生给了很多的建议,还要黄爷爷再挂牙周科、口腔外科、牙体牙髓科去一一解决问题。这让黄爷爷很困惑,自己只是想要镶假牙,为什么要去看这么多其他的科室?

老年人患病率较高的口腔疾病莫过于牙列缺损、牙列缺失了。牙列缺损即口腔内一颗或多颗牙缺失但仍有余留牙。牙列缺失即上颌或下颌或上下颌同时无残留牙齿。无论是牙列缺损还是牙列缺失，都建议尽早行义齿修复。多数老年人会选择活动义齿，全部牙缺失的会选择全口义齿，也就是俗称的镶活动假牙，它可以恢复大部分的咀嚼功能，使用起来较简单方便。但是活动义齿或全口义齿修复前的准备工作并不简单，并且涉及多个口腔科室。

首先就诊的科室是口腔修复科，医生会根据个人的牙齿缺损、牙龈、牙槽骨、口腔内空间大小、黏膜情况进行义齿修复的方案设计，并对每颗残留的牙齿进行评估，并给出相应的处理意见，会涉及口腔外科、牙周科、牙体牙髓科、口腔黏膜科。

（1）在口腔外科处理的问题：松动度过大，残余牙根或没有利用价值的牙齿需要拔除，很多老年患者认为残根、残冠是能够留下来使用的，但是残根、残冠不仅没有利用价值，反而会影响假牙的修复，尤其影响远期修复效果。值得注意的是，一般拔牙后三个月才可以进行义齿修复，因此建议最先去口腔外科拔牙，在等待的三个月期间可以进行其他科室的治疗。此外，上下牙槽骨有明显的骨尖、骨突的需要修整，使其表面平整，如果有过度增生的黏膜也需要切除，否则会影响义齿的固位；口腔内有囊肿或肿瘤需要手术切除。

（2）在牙周科处理的问题：老年人多患有牙周病，修复前应该进行牙周序列治疗，包括简单的洗牙、牙龈深部的刮治，牙周病严重者还需要进行牙周手术。牙周病控制好的情况下，进行义齿修复才能有好的效果。

（3）在牙体牙髓科处理的问题：口腔内有蛀牙，刷牙横刷而导致的牙齿表面的沟槽（楔状缺损）需要进行补牙，有过疼痛的牙齿可能需要补牙或进行根管治疗，牙龈长过小脓包的牙齿需要根管治疗。

（4）在口腔黏膜科处理的问题：口腔内有口腔溃疡、炎症等问题在进行义齿修复前需要彻底治疗,否则佩戴义齿后会加重黏膜病变。

还需要注意的是,有旧义齿的患者在进行新义齿修复前需要停止佩戴旧义齿;进行全口义齿修复的老年患者在取印模之前,或拔牙后等待修复的患者,建议每天用手指按摩牙槽骨上的黏膜,防止形成骨突,有利于牙槽骨的平整,同时使黏膜受到功能性刺激。

简单的保健法

● 进行义齿修复前准备工作较多较细致,耐心解决好每一个问题才能拥有一副舒适好用的义齿。